1日
1分!

ゆる関節ストレッチ

美姿勢トレーナー
渡部 龍哉【著】
関 由佳 医師【監修】

アスコム

あなたは、関節がかたくなったと
感じることはありませんか？
実は、関節をゆるめるだけで、
腰や股関節のしつこい痛みが取れるんです。
さらに、元気で動ける体が手に入るのです。

65歳でY字バランスまっすぐ完成！

Before

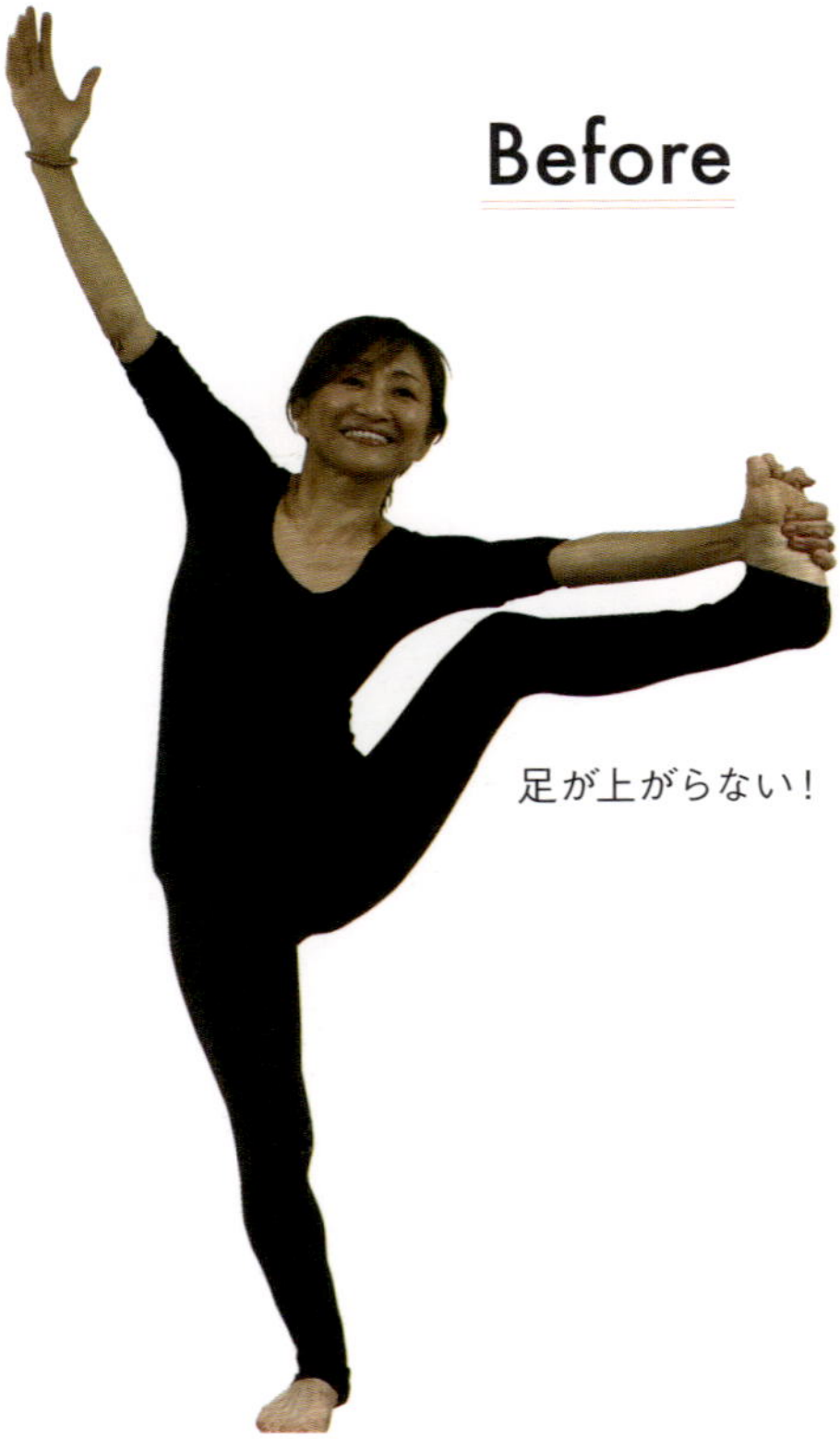

足が上がらない！

大野みどりさん
65歳

「ゆる関節」で心も体も絶好調に！

ここ数年、何となく体調不良で、元気が出ない日が続いていました。また、年と共に体のたるみを感じていたので、引き締まった健康な体を取り戻したいと思い、ストレッチを開始。

最初は体がガチガチで、足もほとんど上がりませんでした。でも、日

After

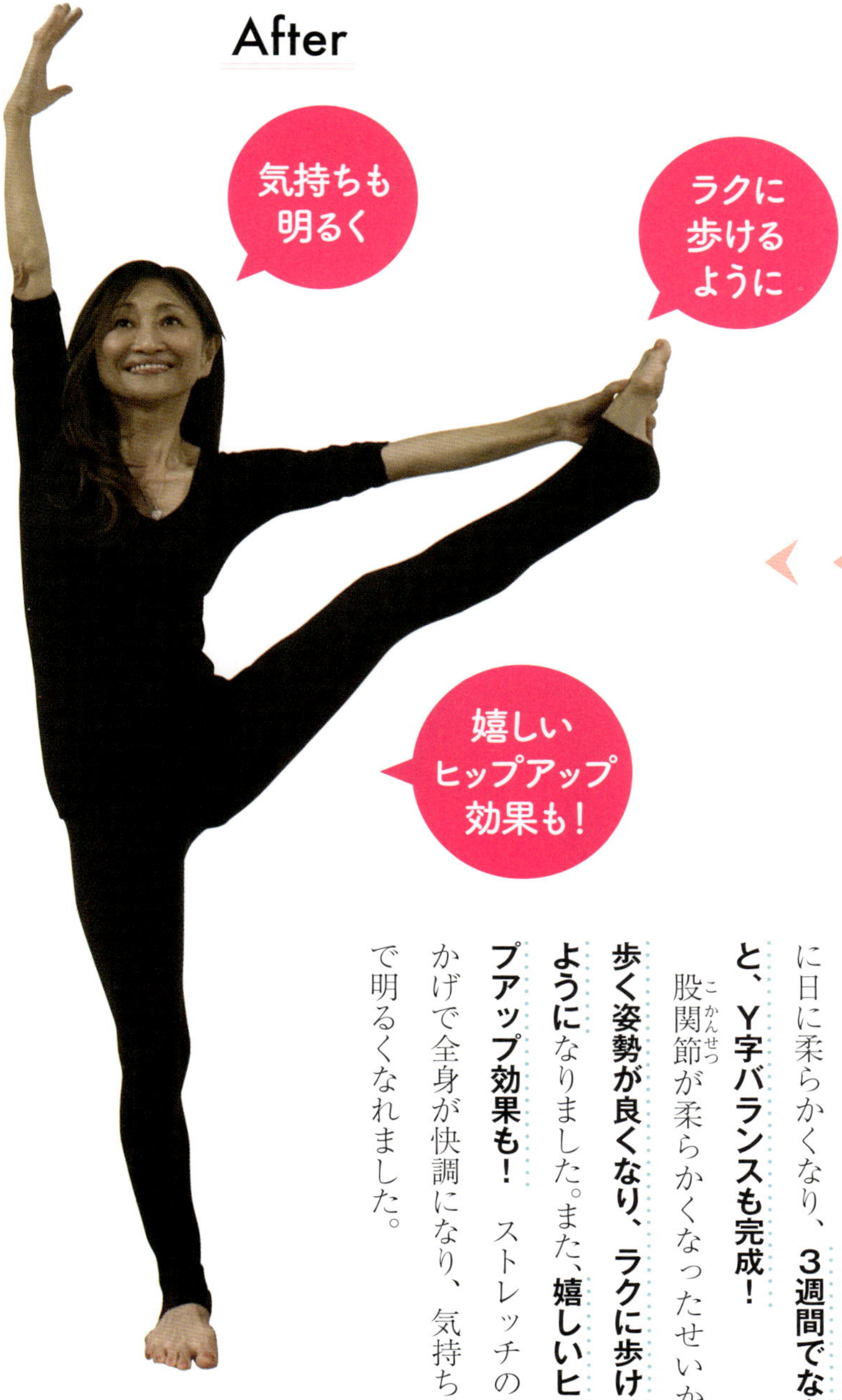

に日に柔らかくなり、**3週間でなんと、Y字バランスも完成！**

股関節《こかんせつ》が柔らかくなったせいか、**歩く姿勢が良くなり、ラクに歩けるように**なりました。また、**嬉しいヒップアップ効果も！** ストレッチのおかげで全身が快調になり、気持ちまで明るくなれました。

90歳！前屈がぐーっと伸びるように！

Before

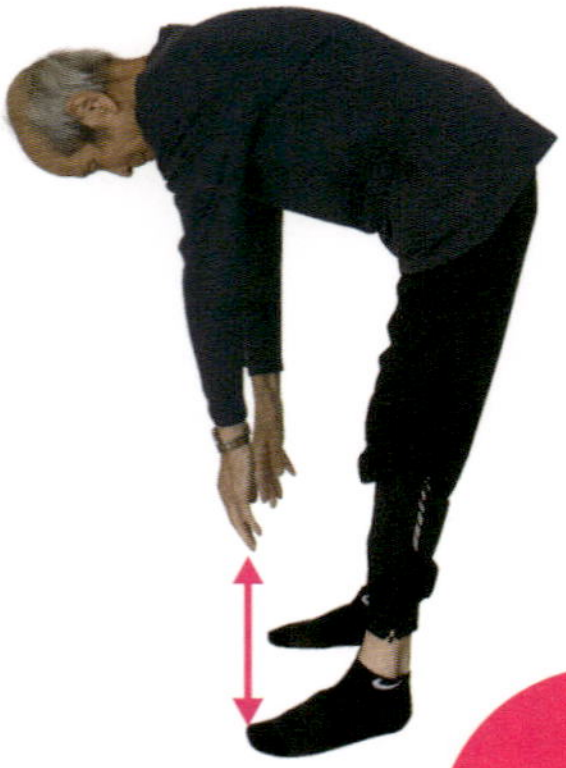

After

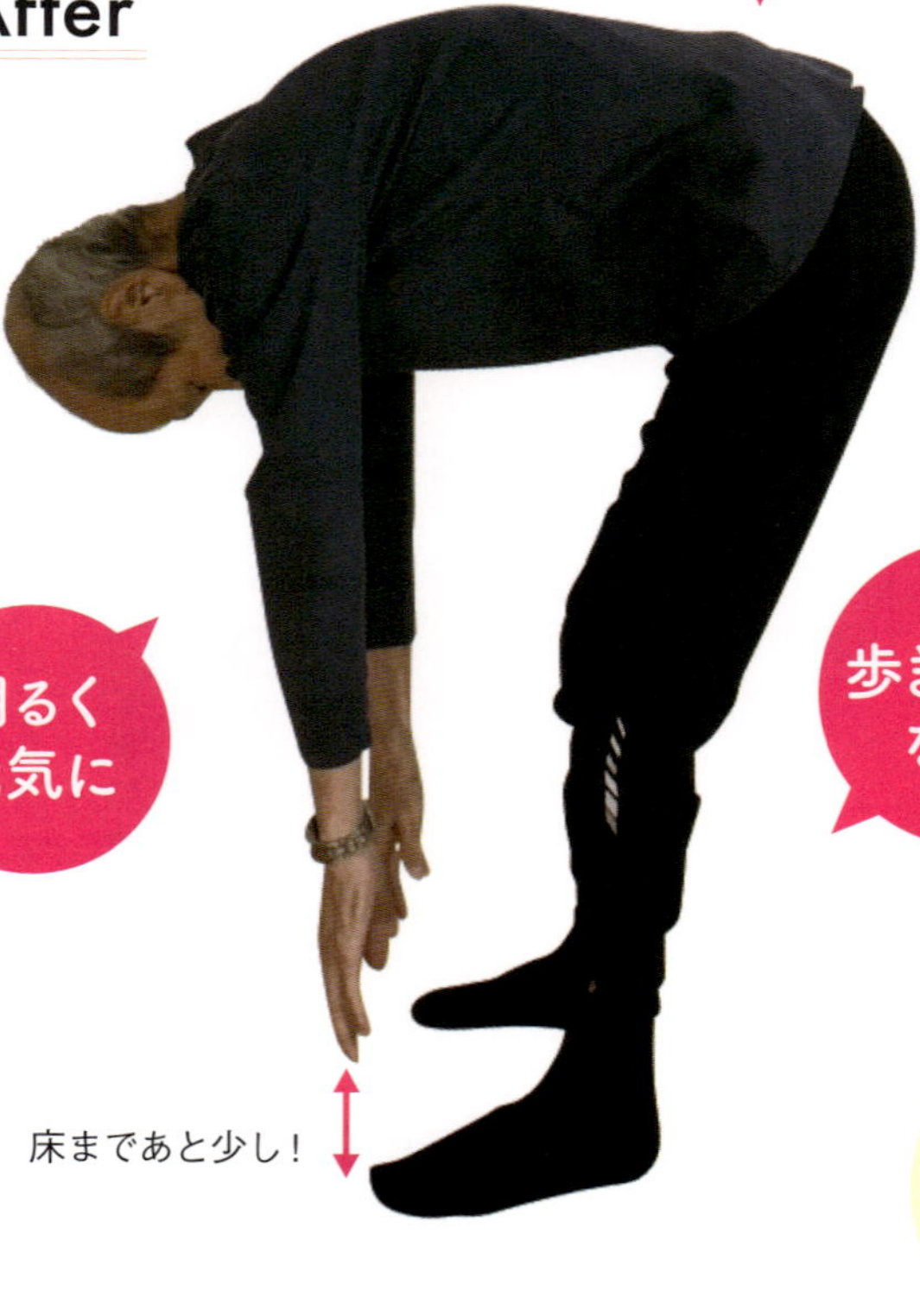

床まであと少し！

腰痛改善

明るく
元気に

歩きやすく
なった

佐伯喜久男さん
90歳

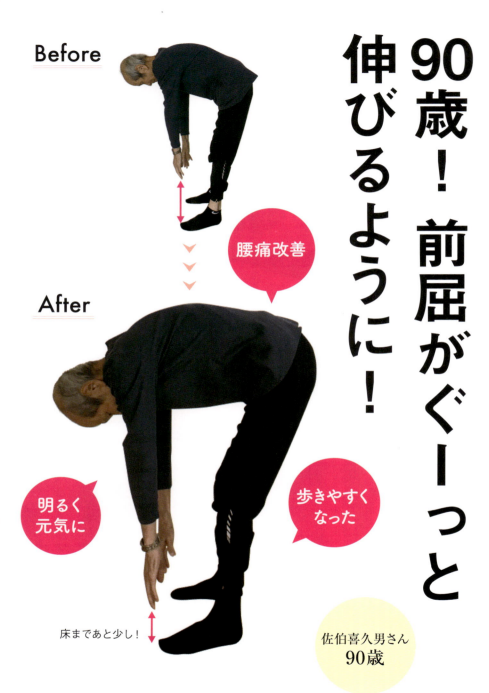

諦めていたゴルフも再開！

2年前に腰椎《ようつい》ヘルニアの手術をしてから、筋力の衰えを感じていました。イスから立ち上がる動作もしづらくなってきたため、ストレッチを開始。

まず、**前かがみだった歩くときの姿勢がまっすぐに**なりました。腰痛が改善され、イスからの立ち上がりもスムーズに。**気持ちが前向きになり、5年前から止めていたゴルフも再開**。痛みを感じずにボールを打てるのが嬉しいです。妻や娘からも「姿勢がよくなったね」といわれ、喜んでいます。

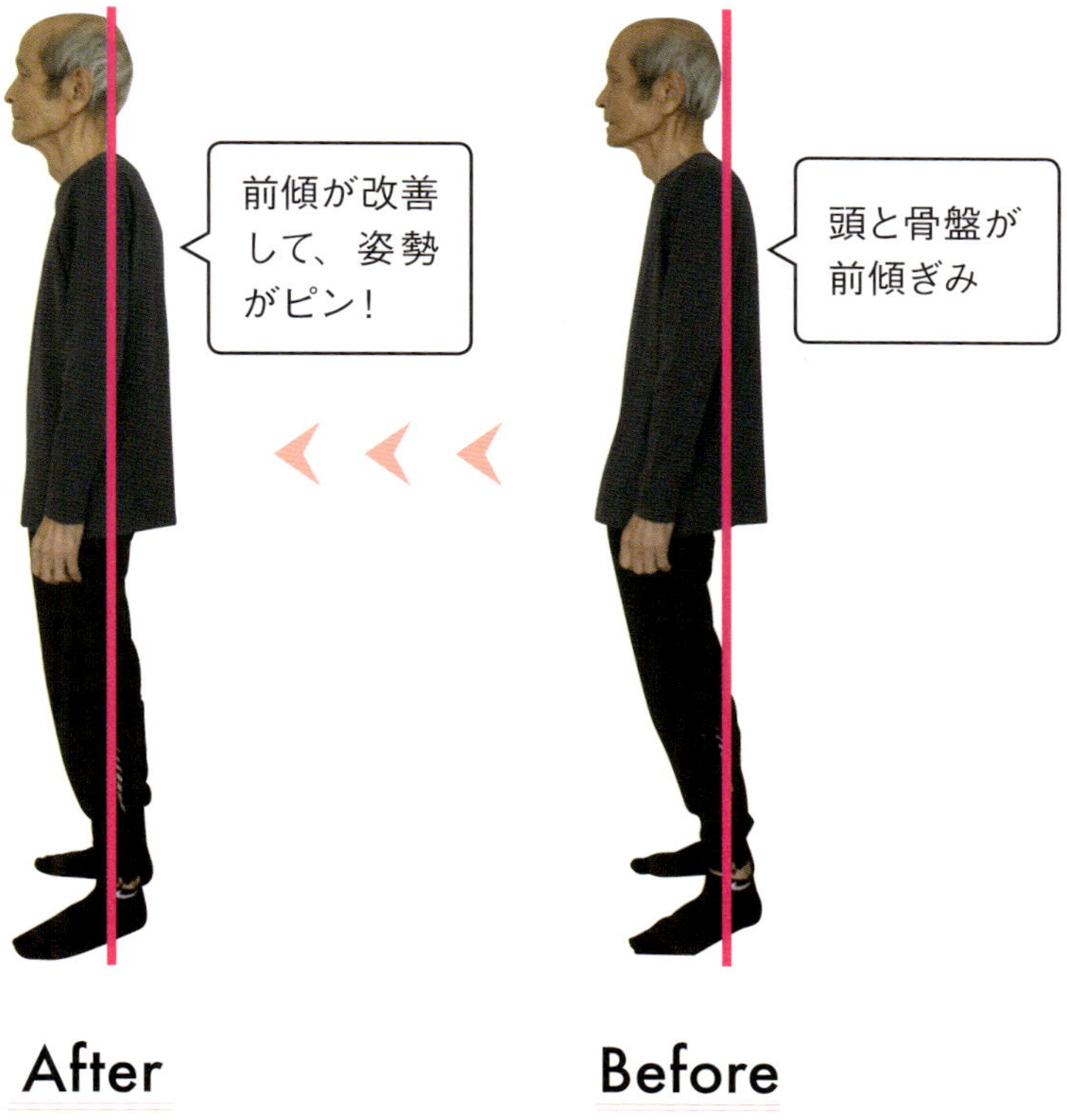
頭と骨盤が前傾ぎみ
Before
前傾が改善して、姿勢がピン！
After

姿勢がシャン！として、若々しいスタイルに！

痛みや不安がなくなり、毎日が楽しい！

年々、歩くときにつまずくことが増えていました。足腰に自信がなくなり、車いす生活も覚悟する状態でしたが、息子に迷惑をかけたくないという思いから、ストレッチを始めました。

体が柔らかくなるにつれ、長年悩まされていた腰痛が改善し、スムー

Before

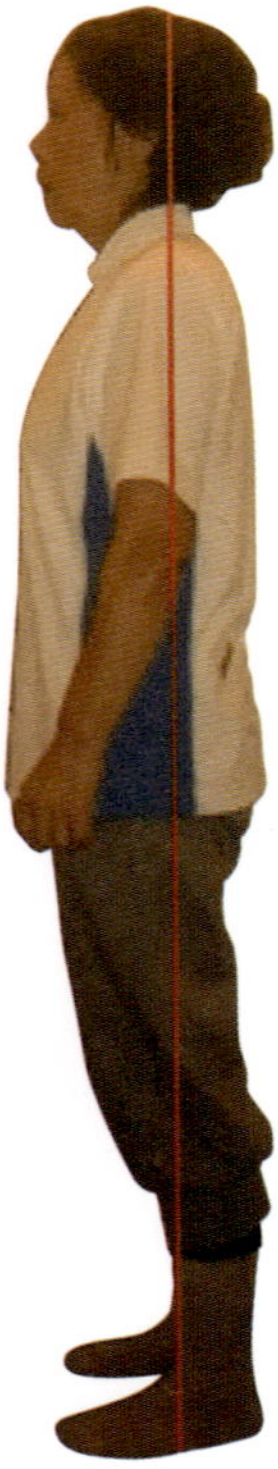

肩が内側に入り、首が縮んでいる

頭と骨盤が前傾して、重心が前寄り

安藤佳子さん
75歳

ズに歩けるように。**階段の昇り降りも、手すりナシでできるように**なりました。

以前は体の痛みや不安から、外に出るのが億劫《おっくう》でしたが、今では**好きなことができて毎日が楽しい**です。

周りからも「姿勢がきれい」「若々しい」と言われることが増え、とても嬉しいです。

After

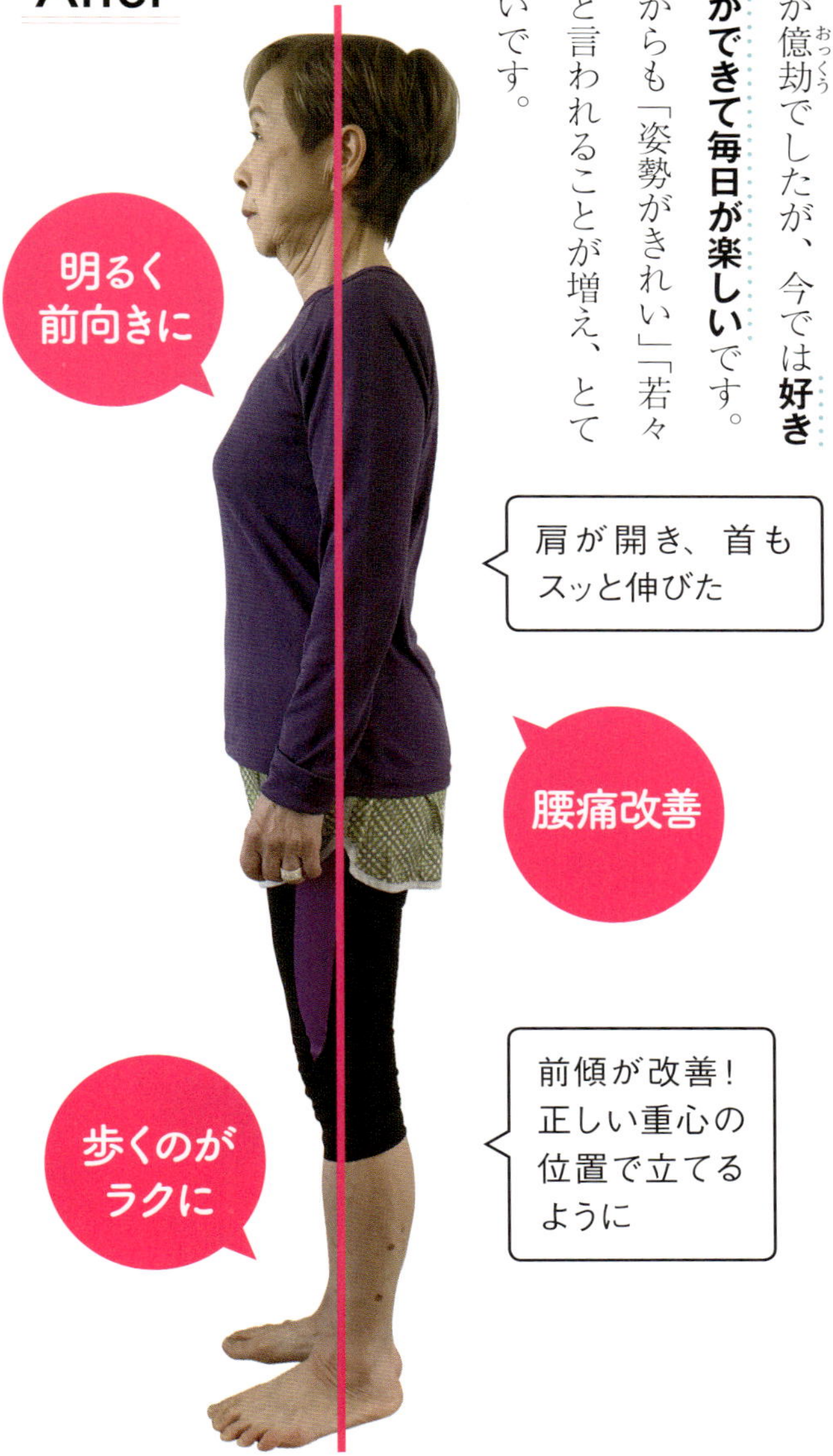
明るく前向きに
肩が開き、首もスッと伸びた
腰痛改善
前傾が改善！正しい重心の位置で立てるように
歩くのがラクに

で心も体もみるみる元気に！

ガチガチ関節だと、こんな不調が…

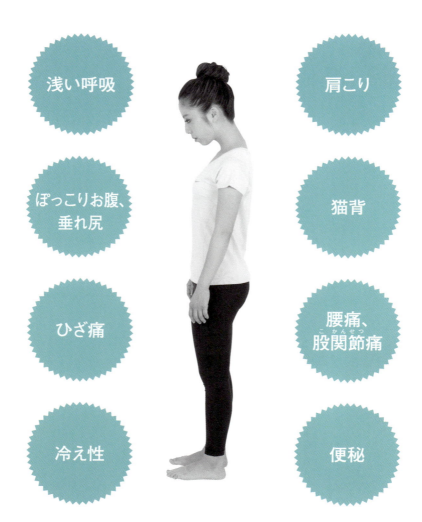

浅い呼吸

肩こり

ぽっこりお腹、垂れ尻

猫背

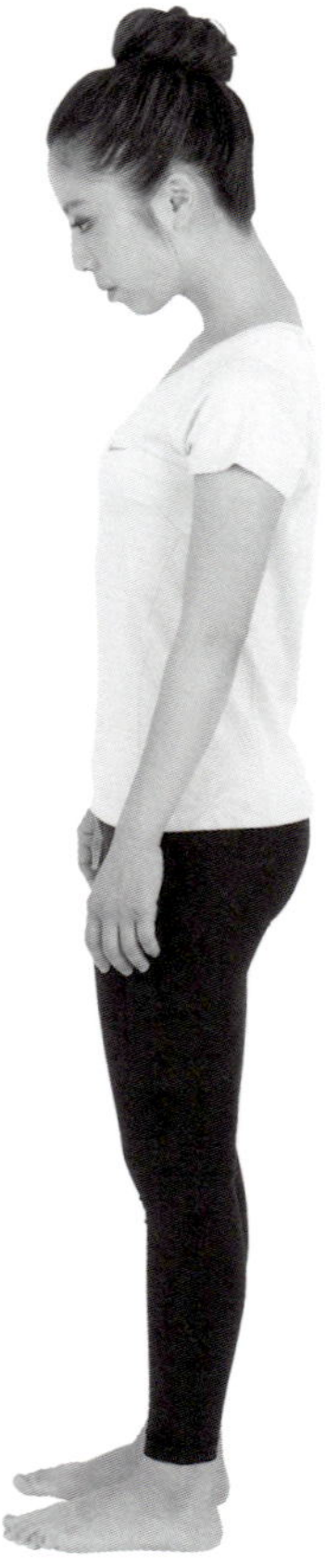

ひざ痛

腰痛、股関節《こかんせつ》痛

冷え性

便秘

関節をゆるめると正しい姿勢

ゆるゆる関節なら、すべて解決！

深い呼吸で
自律神経が
整う

疲れにくい
体に

肥満解消、
スタイル
アップ

ひざ痛解消

血流
アップで
体ぽかぽか

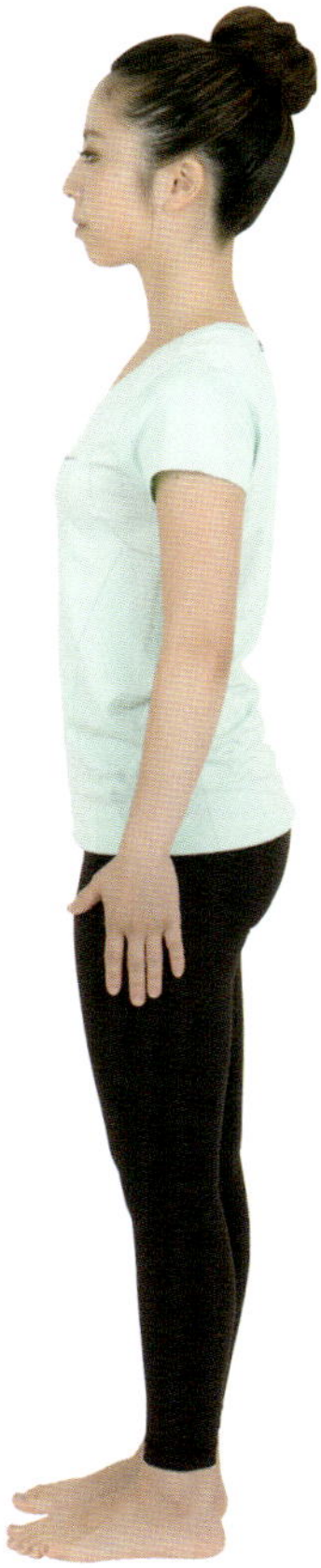

肩こり解消

姿勢ピン！
で若返る

腰痛、
股関節痛
解消

快便

いくつに
なっても
元気で歩ける

message

ガチガチ関節が「ゆる関節」になると、心も体もいいことづくめ!!

「最近、階段の昇り降りがつらい」

「ちょっと体を動かすと、ひざや腰が痛くなる」


年を取ってくると、こんな不調を感じるようになる方は多いと思います。

そんな不調の原因は、実は関節にあります。

関節は加齢と共に、だんだんかたくなっていきます。

関節がガチガチになると、体がかたく、動かしにくくなるので、あちこちに余計な負荷がかかります。

それが、腰痛やひざ痛、股関節痛などの痛みにつながります。


体がかたくなると、姿勢も歪《ゆが》んでしまいます。

姿勢が歪むと呼吸が浅くなり、血流も悪くなります。そうなると内臓や自律神経の働きも低下し、便秘、肥満、肩こりや疲れやすさ、うつ病などの原因にもなります。

また、動かさないことで骨密度も低下し、ちょっと転んだだけでも骨折してしまう弱い体になります。そうなると、将来は寝たきり生活まっしぐらになってしまうでしょう。

これは、高齢の方々だけの問題ではありません。関節は、若くても日常生活の中で間違った体の使い方をしていると、固まってしまいます。パソコンやスマホの見すぎで前かがみになっていたり、デスクワークで1日中座っている方も、ガチガチ関節になっている可能性が高いです。

私は、ヒップアップ専門のトレーニングスタジオで、長年、姿勢やスタイルアップのための体の使い方を指導してきました。その中で、一番重視してきたのが、関節をゆるめるトレーニングです。

本書で紹介する「ゆる関節ストレッチ」は、スタジオで生徒さんに教えてきたことをわかりやすくまとめたものです。このストレッチで、ガチガチになった関節をゆるゆるにほぐすことができれば、体のさまざまな痛みや不調をすべて解決することができます。

体が元気になると、気持ちもどんどん元気になっていきます。

私のスタジオの生徒さんからは、「体を動かすのがつらく家に籠《こも》りがちだったけれど、体が元気になったおかげで外に出るのが楽しくなった」という声もたくさんいただいています。

ストレッチは、1日たった1分で、誰でもできる簡単なものです。

あなたも「ゆる関節」で元気な体を手に入れて、

人生を変えてみませんか。

美姿勢トレーナー
渡部 龍哉

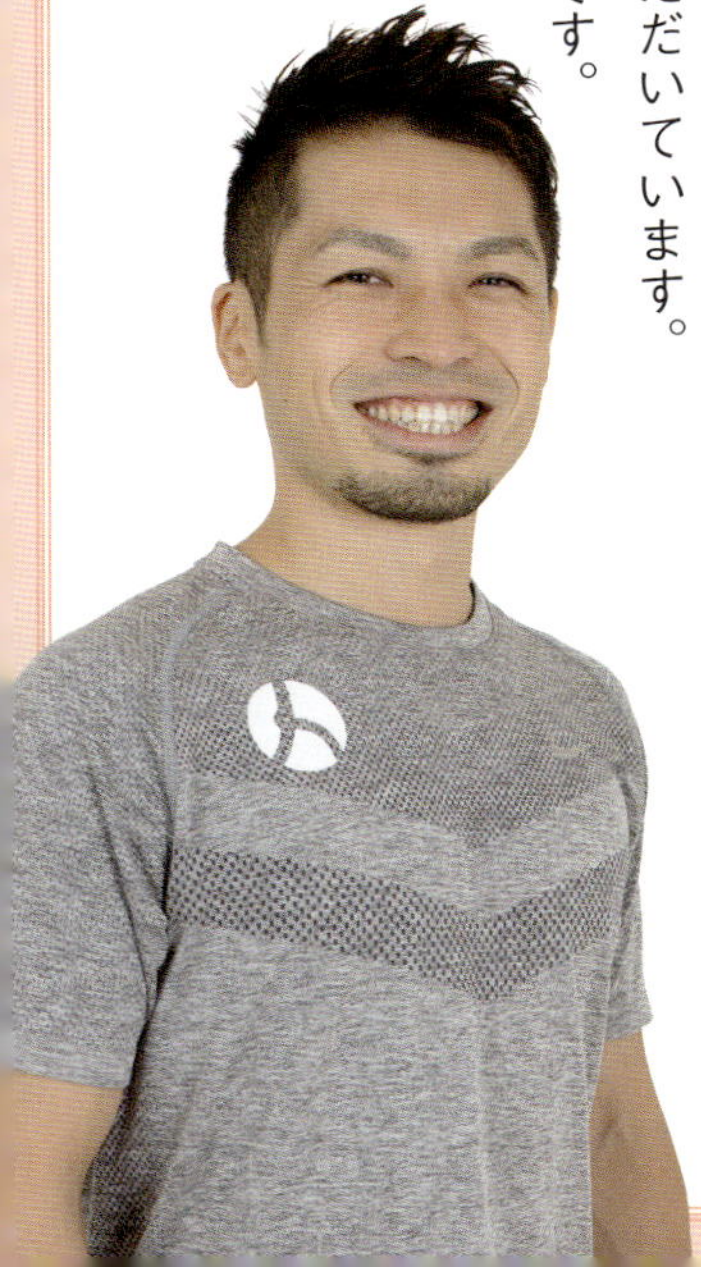

「ゆる関節ストレッチ」で3つのポイントをほぐせば、2週間で誰でもゆるゆるに！

POINT

1 & 2

背骨と胸郭《きょうかく》

はいはいポーズで、体幹をひねって、
回して胸と背中をほぐす

⇒P58～で解説

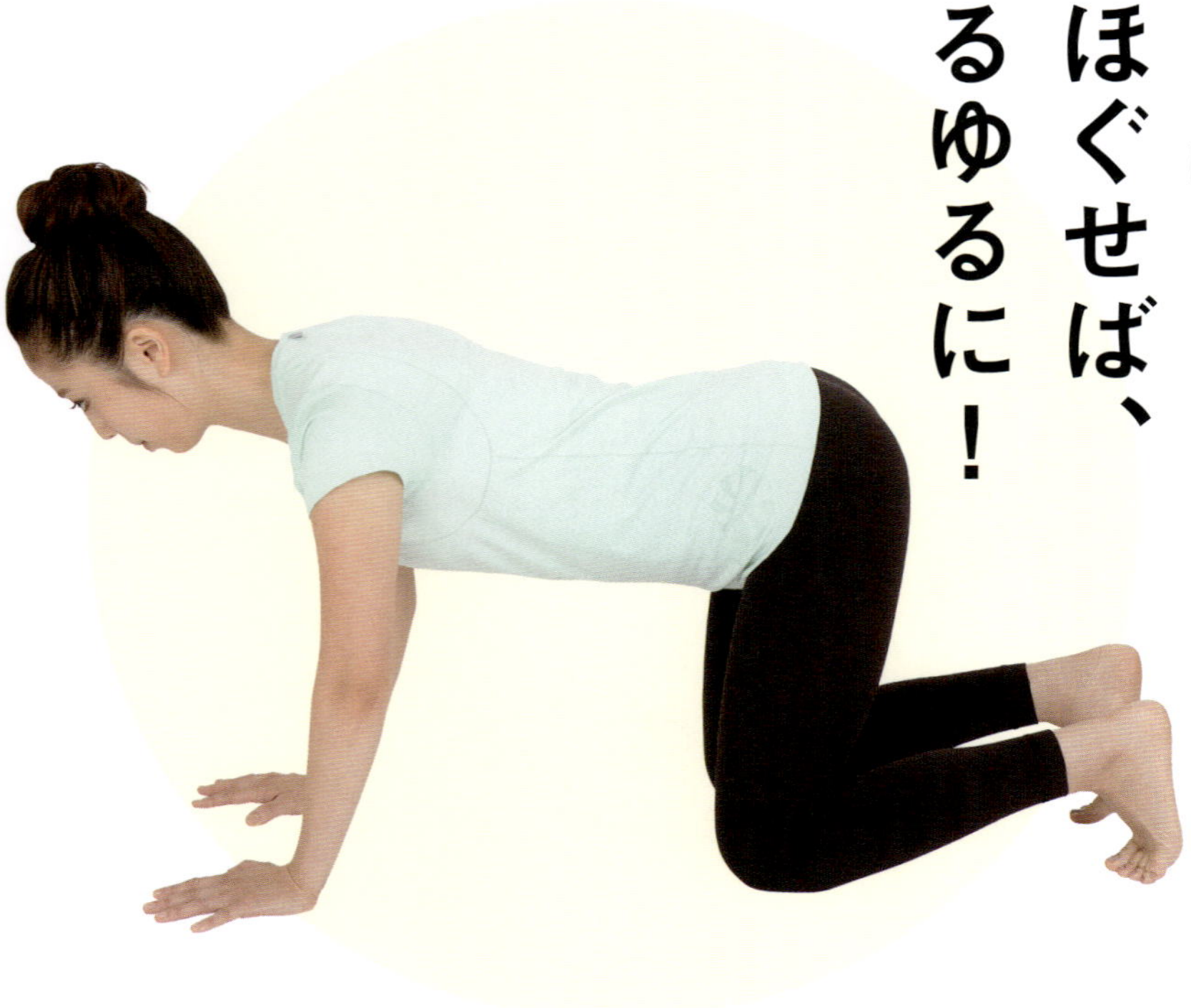

所要時間は
1日たった
1分！

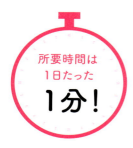

POINT

3

股関節

足をぶらぶら、その場はいはいで
股関節をほぐす

⇒P56〜、P66〜で解説

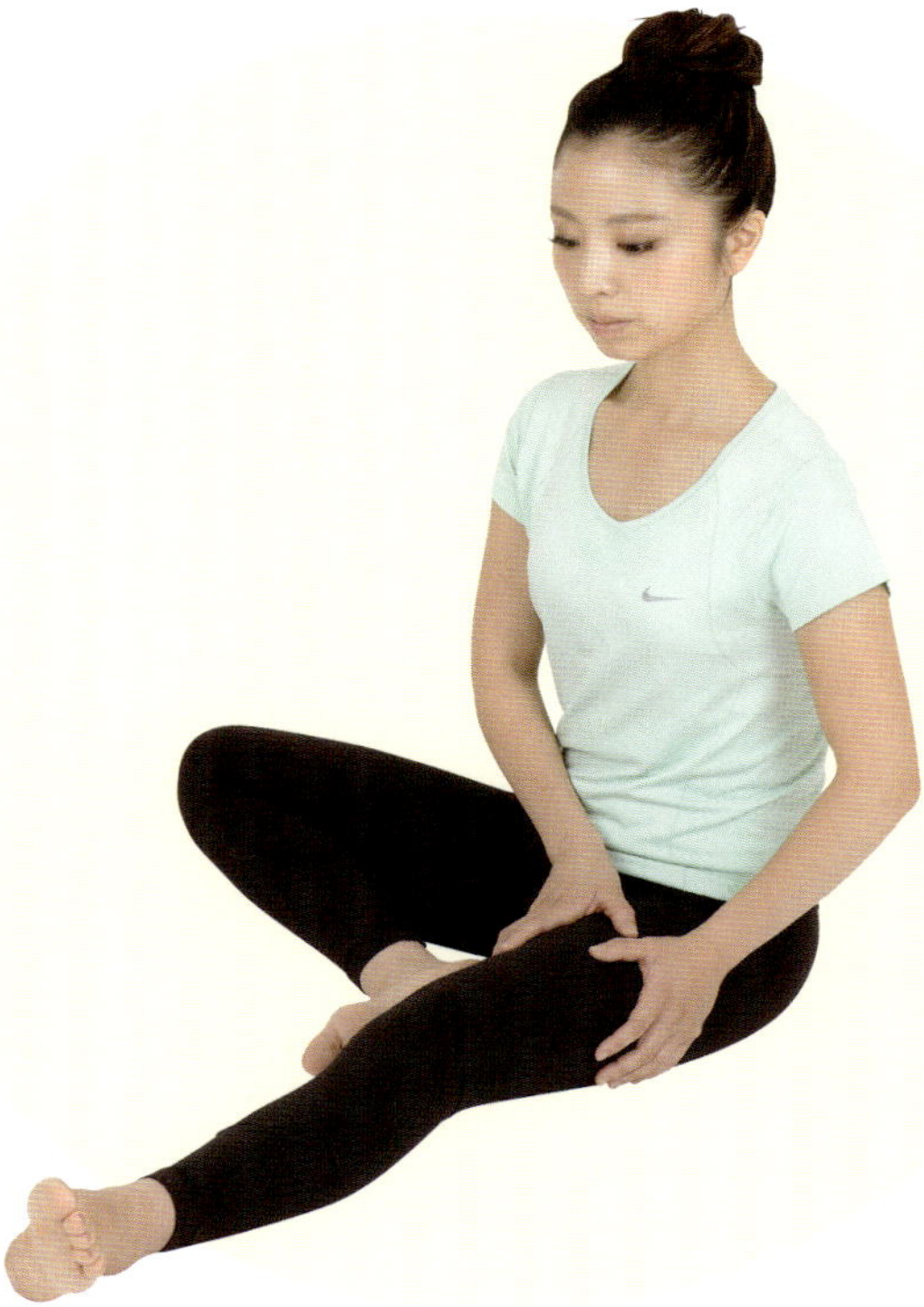

体のさまざまな痛み、不調を解決し、
健康になれる「ゆる関節ストレッチ」。
ぜひ、みなさんも試してみてください。

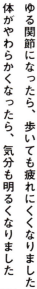

第1章

あなたの痛みや不調の原因は、ガチガチ関節

GATI GATI
YURU YURU

ガチガチ関節は、こんなに怖い！

「階段の昇り降りで息が切れる」「長時間歩くと足腰やひざに痛みが出る」など、若い頃は難なくこなせたことが、できなくなったなぁと感じる瞬間、ありますよね。

実は、そういった**体の痛みや不調の原因のほとんどは、体の「関節」にある**んです。

子どもの頃や若かった頃、痛みや不調と無縁だったのは、関節がやわらかかったからです。**やわらかい関節は、あなたの体を元気に保ってくれる**のです。

関節は、骨と骨をつないでいる部分です。立つ、座る、歩く、手や足を伸ばす、曲げるなど、私たちのあらゆる動作の支点になる、非常に大切な部位です。関節がやわらかい状態だと、最小限の力で効率よく動かせるので、体に負担はかかりません。

しかし、**関節がガチガチ状態だと、可動域が狭くなり、うまく動かすことができな**

くなるため、体に余計な負荷がかかります。

例えば、股関節《こかんせつ》。股関節がかたくなると、歩くときに足を後ろにしっかり蹴り出すことができなくなります。そのため、歩くたびに腰やひざに負担がかかるようになり、それが腰痛やひざ痛につながっていきます。ちょっと階段を昇るだけで息が切れてしまうのも、ガチガチ股関節が原因です。下半身をしっかり動かせていないため、余計な力がかかり、すぐに疲れてしまうのです。

体には、どこかがうまく動かないと、別の部位でそれを補おうとする「カバー機能」があります。

少しの間なら支障はありませんが、その状態が繰り返されると、**カバーしようと頑張っている場所に疲労がたまり、痛みなどの障害が発生してしまう**のです。

ガチガチ関節の悪影響は、痛みだけではありません。

ガチガチ関節で関節のまわりの筋肉をうまく使えなくなると、関節がかたまるだけでなく、姿勢の歪《ゆが》みが生じます。**姿勢が歪むと、体の中の内臓の位置もずれてしまうので、胃腸の調子が悪くなったり、血流が悪くなってむくむ、冷えるなど、さまざまな不調が起きる**ようになります。

また、体の内外の働きが鈍くなることで**代謝が下がって太りやすくなったり、お腹まわりやお尻に余分な肉が付いて、スタイルが崩れてしまう原因にも**なります。

関節がかたくなることで、こんなにたくさんの「悪いこと」が起きてしまうんです。

それでは、左記に紹介する3つの「ガチガチ度チェック」で、自分の関節がどれだけかたいのか確認してみましょう。1つでも×項目があった方は、ガチガチ関節になってしまっている可能性大。

そのままの状態で生活をしていると、今は問題を感じていなくても、いずれ何らかの痛みや不調が起きてしまうかもしれません。

ガチガチ度 Check1

前屈

直立した姿勢から上半身を前に倒し、腕を伸ばします。
両手の指先は床に着きますか？

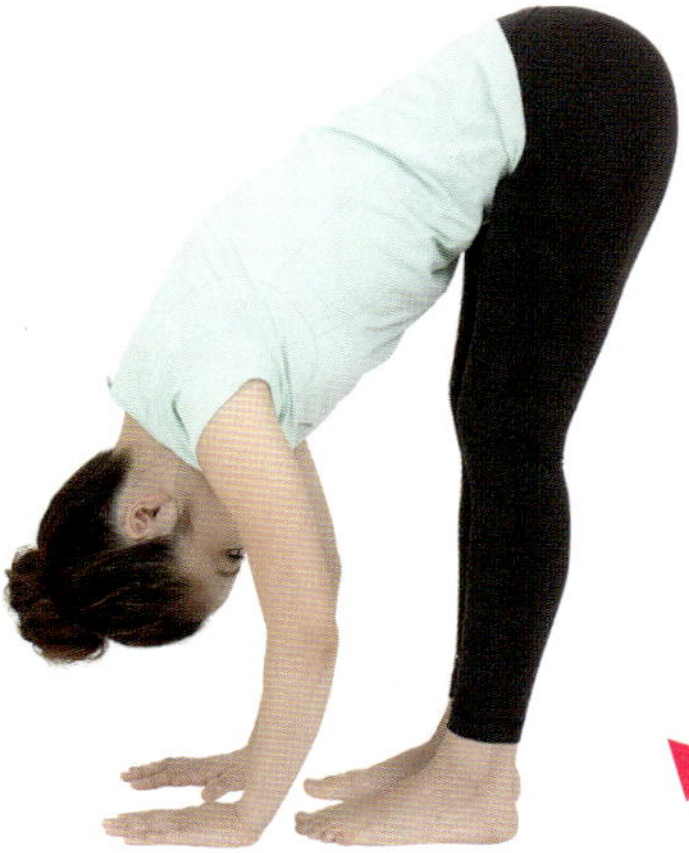

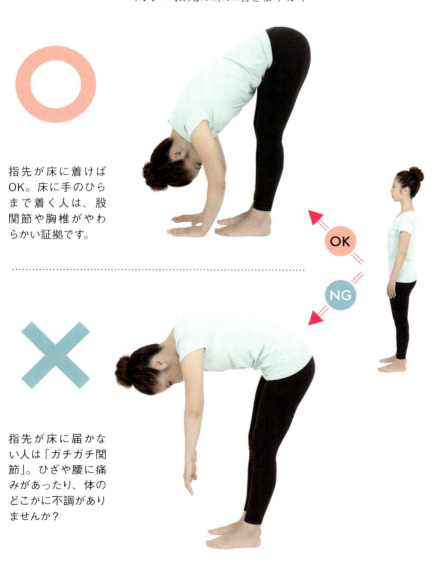

指先が床に着けばOK。床に手のひらまで着く人は、股関節や胸椎がやわらかい証拠です。

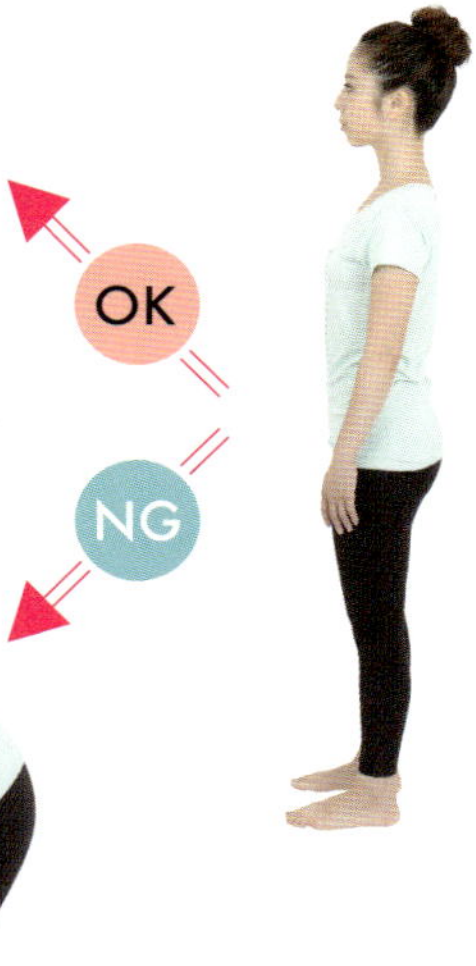

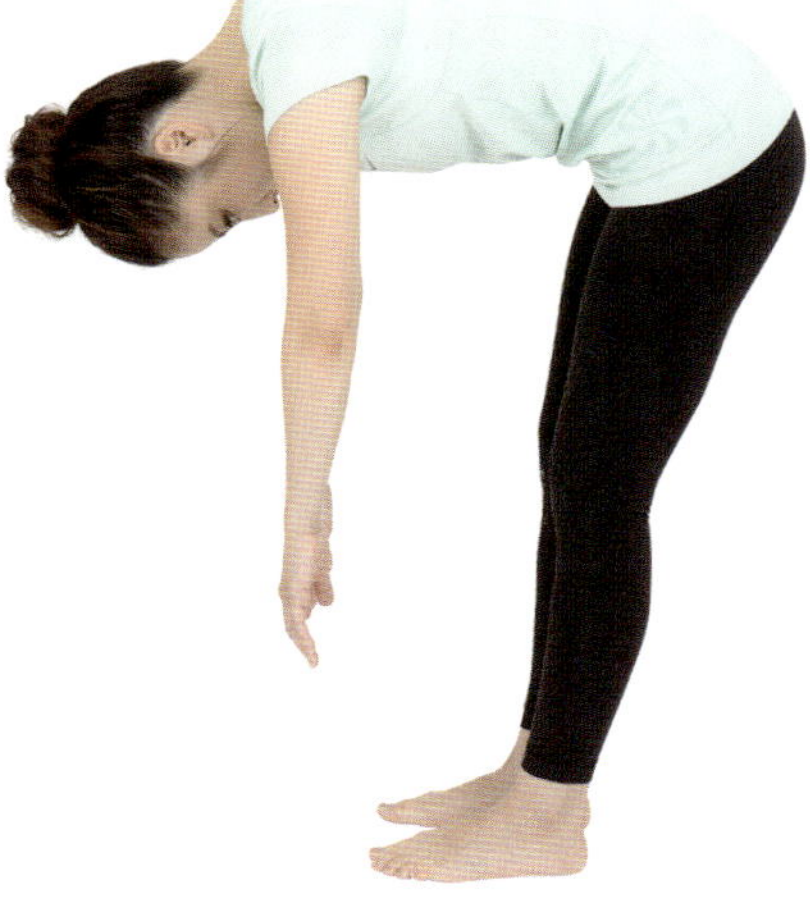

指先が床に届かない人は「ガチガチ関節」。ひざや腰に痛みがあったり、体のどこかに不調がありませんか？

ガチガチ度 Check2

腰落とし

足を左右に大きく開き、両手をひざにあてて腰を落とします。
次に、両ひじをひざにおいてさらに腰を落とします。
背すじを伸ばしたまま腰を落とせますか?

○

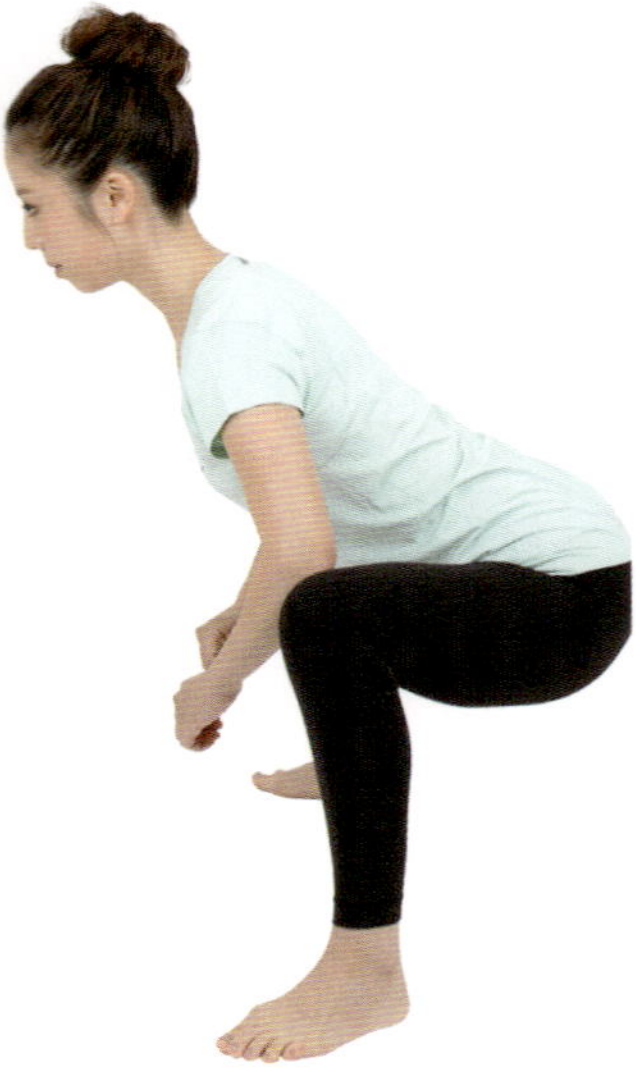

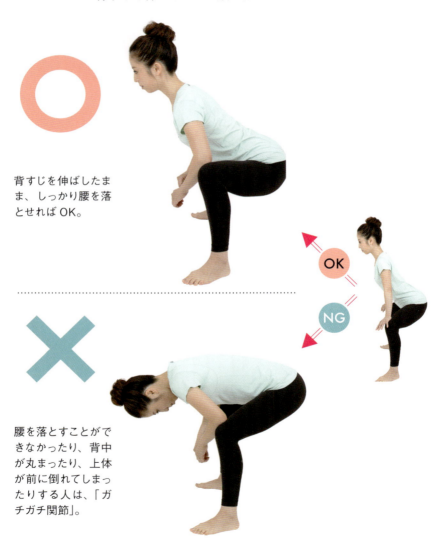

背すじを伸ばしたまま、しっかり腰を落とせればOK。

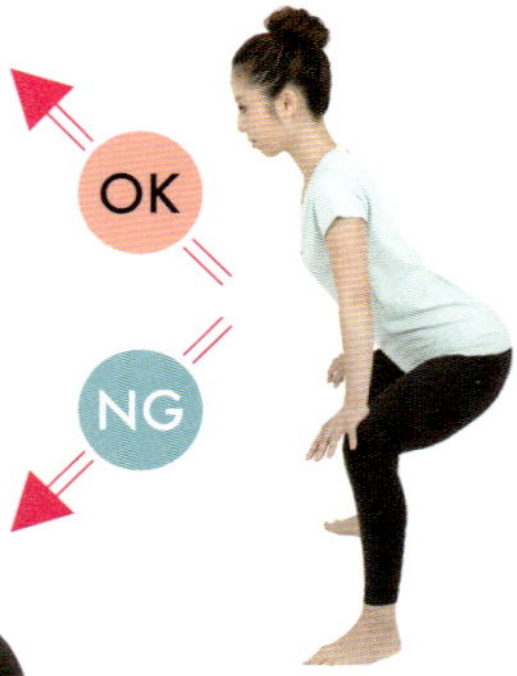

×

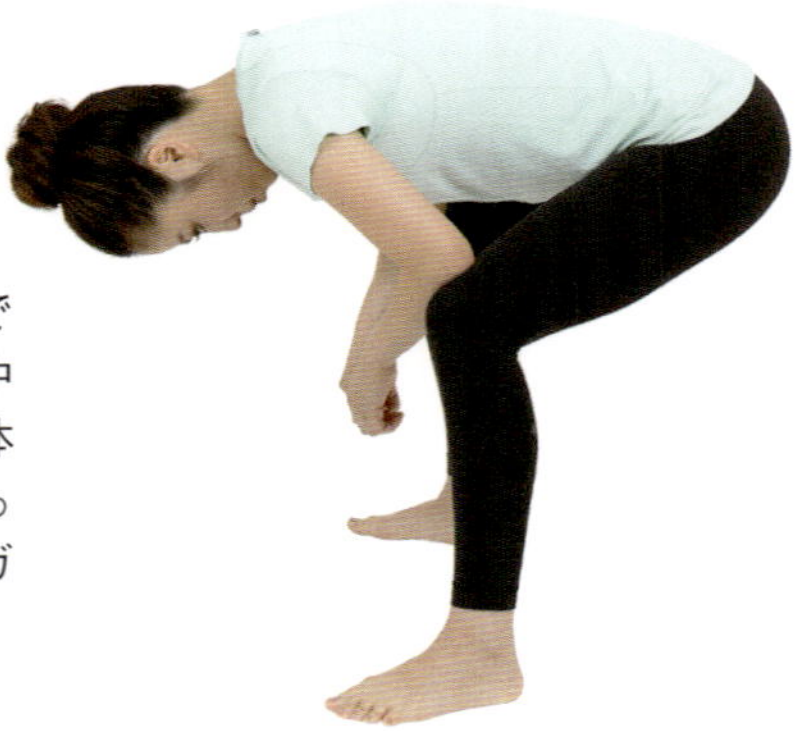

腰を落とすことができなかったり、背中が丸まったり、上体が前に倒れてしまったりする人は、「ガチガチ関節」。

ガチガチ度 Check3

上体ねじり

イスに座り、胸の前で丸いボールを両手で持っているポーズをつくり、上半身を左右にねじります。下半身を使わずにうまくねじれますか？

○

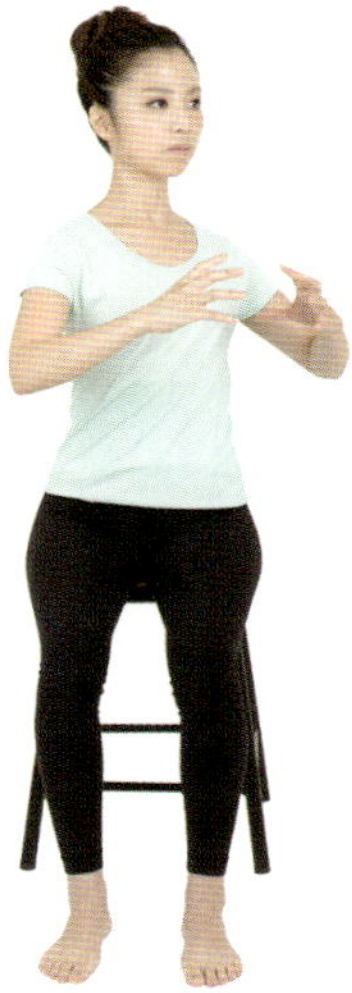

下半身を動かさずに、上半身を左右に30度以上ねじることができればOK。

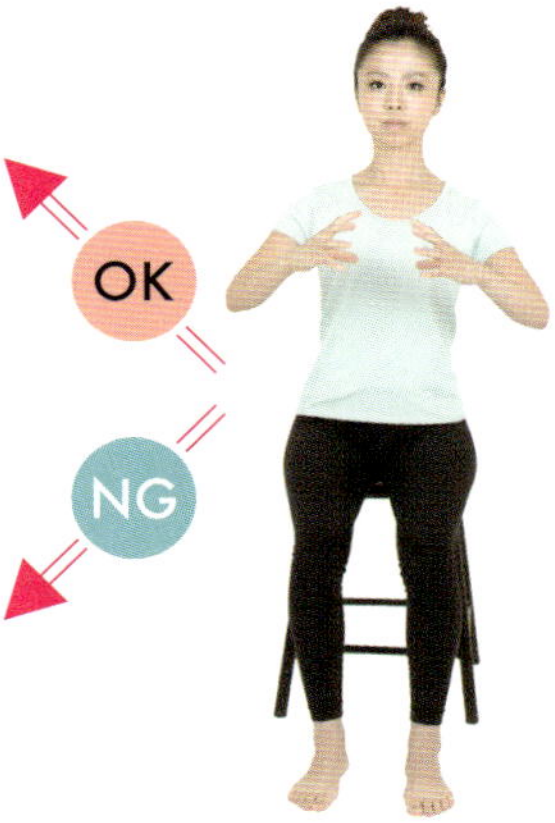

×

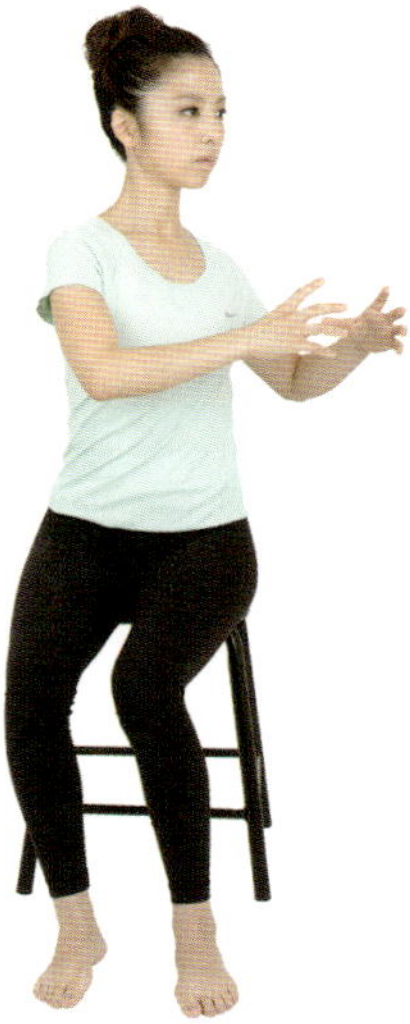

ねじることができない、あるいは下半身を使わないとねじれないという人は、「ガチガチ関節」。

GATI GATI
YURU YURU

ガチガチ関節は、体の退化と老化のサイン

関節がガチガチになる理由のひとつは、使わないこと。

人間の体は、「不要」と判断すると、すぐに退化するようにできています。そのほうが、エネルギーを無駄に使わないで済むからです。

「この動きは、これくらいしか関節を使わなくていいんだ」と脳が判断したら、その関節を動かすための筋肉はみるみるかたくなります。関節の動きを滑《なめ》らかにする滑液《かつえき》の分泌も少なくなり、関節はどんどんかたまっていきます。

逆に、日ごろから使うことが多く、よく動かしていれば、筋肉はやわらかく、滑液の分泌も活発になり、やわらかい関節をキープできます。

「普通に日常生活をしていれば、関節も動かせているのでは？」と思うかもしれませ

ん。しかし、残念ながら、「正しい使い方」で関節を動かせている人は、ほとんどいません。

たとえば、「振り向くとき、首だけを動かしている」「高い所にある物を取るとき、肩だけを使って腕を上げている」などは、間違った関節の使い方。

もちろん、このやり方でも動かすことはできます。でも、本来使うべき関節が使えていないので、他の場所に負担がかかってしまうのです。腕を上げるときは、本当は背骨や胸郭を使って動かさないといけません。肩だけで動かしていると、肩こりや四十肩、五十肩、下手をすると肩の脱臼《だっきゅう》にもつながります。

こういう動かし方をしていると、**「この動きは、このくらいしか関節を使わないんだ」と脳が判断して、本来使わなければいけなかった関節のガチガチ度が進行**します。第5章で正しい体の動かし方を紹介しますが、間違った使い方をしていることが、ガチガチ関節の大きな原因なのです。

また、**関節と姿勢は一心同体**。

関節がうまく使えていないと、関節や筋肉がかたまり、姿勢が歪んでしまいます。逆に普段から前かがみになっていたり、重心の位置がずれている悪い姿勢をしていると、体をちゃんと動かせないので、関節のかたさにつながります。

あなたのガチガチ関節は、そうした毎日の生活習慣からつくられたものなのです。

ガチガチ関節になる原因は、もうひとつあります。

それは、**加齢によるもの**です。

骨と骨をつないでいる靭帯《じんたい》や、骨と筋肉をつないでいる腱《けん》は加齢とともに少しずつかたくなります。また、潤滑剤になってくれる滑液の分泌も悪くなります。

さらに関節を動かす筋肉も、30歳くらいをピークに少しずつ減少していきます。とくにお尻や太ももなどの大きな筋肉は、40歳を過ぎると年1％の割合で減少していくといわれています。単純計算すると、80歳になる頃には、40歳のときの40％も細くなってしまうのです。

筋肉に関しては、90歳を過ぎても鍛えることで筋力が向上することが分かっていますが、効率よく筋肉を鍛えるためには、関節を正しく使う必要があります。

いずれにしても**大切なのは、ガチガチ関節を放置しておかないこと**。そして、ガチガチになっている関節に、本来のやわらかさを取り戻させることです。

本書で紹介する「ゆる関節ストレッチ」を行えば、関節は誰でも、いくつになっても、やわらかくすることができます。

毎日少しずつ続ければ、若いときのような、柔軟で元気な体を取り戻すことができるのです。

「体がかたい」のは、関節がかたいから

私たち人間の体には、約２６０個の関節があるといわれます。

関節のなかでも動作をつくる関節は、その役割からモビリティ関節とスタビリティ

関節の2種類に分類されます。

モビリティ関節のモビリティは、「可動性」という意味で、動かす役割をもつ関節です。前後左右やぐるぐる回すなど大きく動かせるのが特徴で、足首、股関節、背骨のなかの胸椎《きょうつい》、肩関節などがそうです。

スタビリティ関節のスタビリティは、「安定性」という意味で、安定させておきたい関節です。動く方向や幅に制限があるのが特徴で、ひざ関節、背骨のなかの頸椎《けいつい》と腰椎《ようつい》、ひじ関節、股関節などがそうです。

モビリティ関節である股関節は、スタビリティ関節の役割を担うこともあります。それだけ股関節は、重要な関節なのです。

そして、この2つの関節は、左の図のように交互になるように構成されています。

この2種類の関節の動きによって、私たちのあらゆる動作がつくられています。どちらの関節も加齢とともにガチガチになりますが、とくにガチガチになりやすいのが動く関節、モビリティ関節です。大きく動くのが得意な関節だけに、使わなくな

動かす関節と安定させておきたい関節は交互になっている

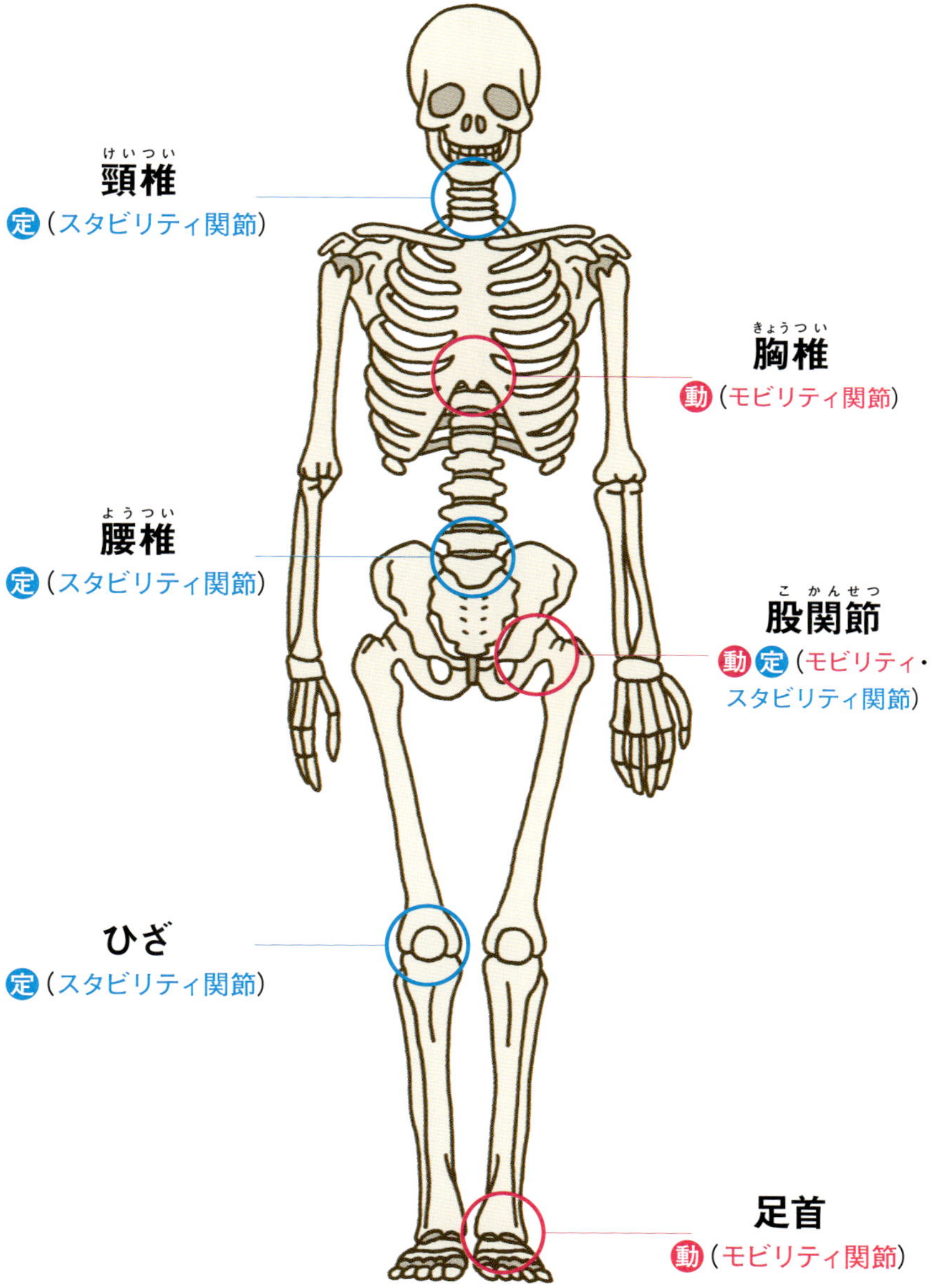

ればどんどんガチガチになります。ガチガチになると、動かせる範囲が制限されるので、体を思うように動かせなくなります。

つまり、**よくいう「体がかたい」とは、この動く関節、モビリティ関節がガチガチになっている状態**なのです。とくに、体の中心にある股関節と胸椎《きょうつい》は要注意。ガチガチになると、あらゆる動作が間違った動き方になり、体のあちこちに痛みや不調があらわれるようになります。

ガチガチ股関節は、寝たきりにつながる

体を動かす役割をもつモビリティ関節がガチガチになると、安定させておきたいスタビリティ関節に負担を強いることになります。動きにくくなったモビリティ関節がサボると、スタビリティ関節が必要以上に頑張らざるを得なくなり、負担がかかって痛みにつながります。最悪の場合、関節そのものが変形してしまうこともあります。

椎間板《ついかんばん》ヘルニアの症状が頸椎《けいつい》や腰椎にあらわれるのは、頸椎や腰椎がスタビリティ関節だからなのです。

たとえば、モビリティ関節である股関節がガチガチになると、スタビリティ関節のひざ関節が悲鳴を上げます。

股関節は、球状の太ももの骨（大腿骨《だいたいこつ》）の先端が骨盤にスッポリとはまるような形をしています。先端が球状なので、前後左右だけでなく、右側にも左側にも回るなど、自在に動ける関節です。

股関節が自由自在に動くことで、私たちは前・後ろ、斜め・横にも動けるし、階段などを昇ることもできます。さらに上体を倒したり、反らす、左右にひねることもできます。

そんな股関節のガチガチ度が進行して、可動域が狭くなったらどうなるでしょう？

たとえば、右足から階段を昇るとしましょう。

股関節が正しく使えると骨盤が右足のほうに回るので、スムーズに右足が前に出せます。ひざは、階段に対して正面を向いた状態なので、ひざに負担はかかりません。しかし、股関節がガチガチだと、骨盤をうまく回すことができません。その状態で足を前に出そうとすると、ひざは内側にねじれやすくなります。

本来、曲げる、伸ばすだけのひざ関節をねじって使えば、負担がかかります。何度も繰り返せば、当然ながら痛めることになります。

股関節をやわらかく動かすことができれば、ひざに負担がかかることはありません。

ひざを痛めるのは、ひざ関節そのものの劣化やひざ関節を動かす筋肉や靭帯などの問題もありますが、**股関節のガチガチも大きな原因のひとつ**なのです。

股関節が正しく動く状態だと、ひざに負担をかけずに歩ける

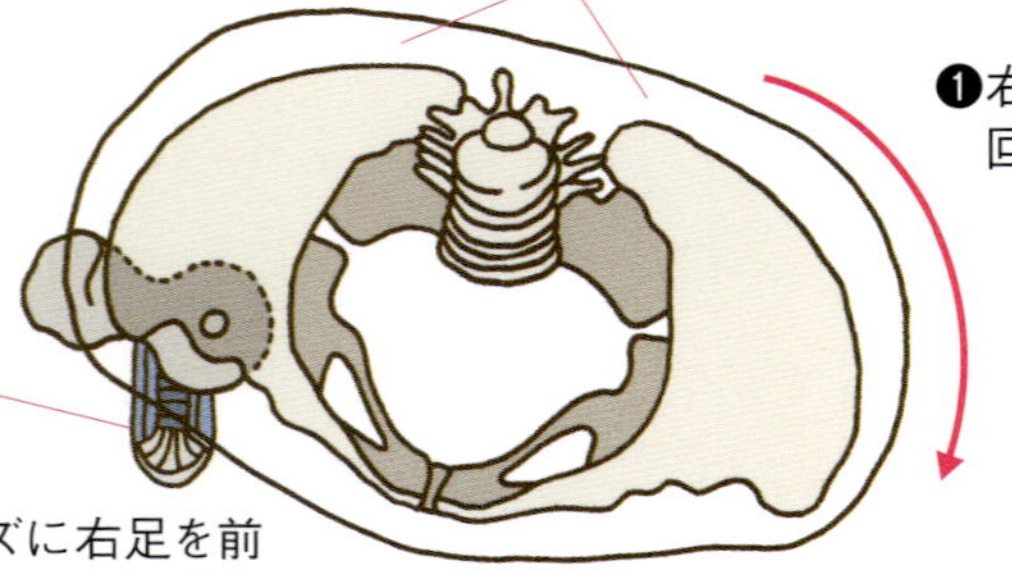

骨盤
❶右足の方に回る
右足
❷スムーズに右足を前に出せるので、ひざに負担はかからない
正面

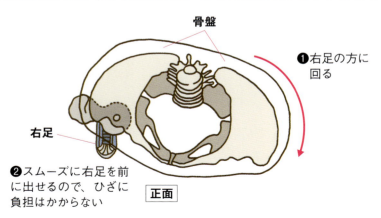

GATI
GATI
YURU
YURU

ガチガチ股関節の悪影響は、ひざ痛だけではありません。

股関節がかたくなると、歩幅が狭くなり、足もあまり上がらなくなります。

街中で高齢者の方が、ぺたぺたと小さな歩幅で歩いているのは、この状態になっているからです。

股関節を動かす太ももやお尻の筋肉も、使わないことで衰えていきます。そうなると、平らなところでつまずいたり、イスから立ち上がるときにふらつくことが増えます。

高齢になると、これが原因で転倒し、骨折してしまう方も多いのです。

ガチガチ股関節を放置することは、将来の寝たきりリスクを高めてしまうのです。

胸椎と股関節のガチガチが腰痛を引き起こす

モビリティ関節である胸椎や股関節が、ガチガチになることで痛めてしまうのが、腰です。

背骨は上から順に、7個の頸椎＋12個の胸椎＋5個の腰椎＋仙骨《せんこつ》＋尾骨《びこつ》の合計26個の椎骨《ついこつ》が積み重なって構成されています。この中で、いわゆる「腰」といわれるのは、腰椎の部分です。

腰痛の多くは、腰椎を無理に反らしたり、ひねったりすることで発生します。腰椎は大きな動きをしないスタビリティ関節なので、必要以上に動かすと負担が蓄積し、痛みが生じてしまうのです。

たとえば、イスに座って上半身を片側にひねるという動作。

腰椎は、可動域の狭いスタビリティ関節なので、この動作のほとんどはモビリティ関節である胸椎で行われます。胸椎がガチガチになって動かなくなってしまうと、本来あまり動かないはずの腰椎を無理やり動かして、ひねるしかなくなります。そういう負担が積み重なると、腰を痛めてしまうのです。

立った状態で体をひねるときも、同様です。本当は股関節と胸椎を回してひねるのですが、この2つがガチガチだと腰椎でカバーしなければいけません。そのため、腰にものすごい負担をかけてしまうのです。

腰痛の原因は、すべてが解明されているわけではありませんが、**そのひとつはガチガチの胸椎であり、股関節である**ことは間違いありません。

腰椎は動ける範囲が狭い！

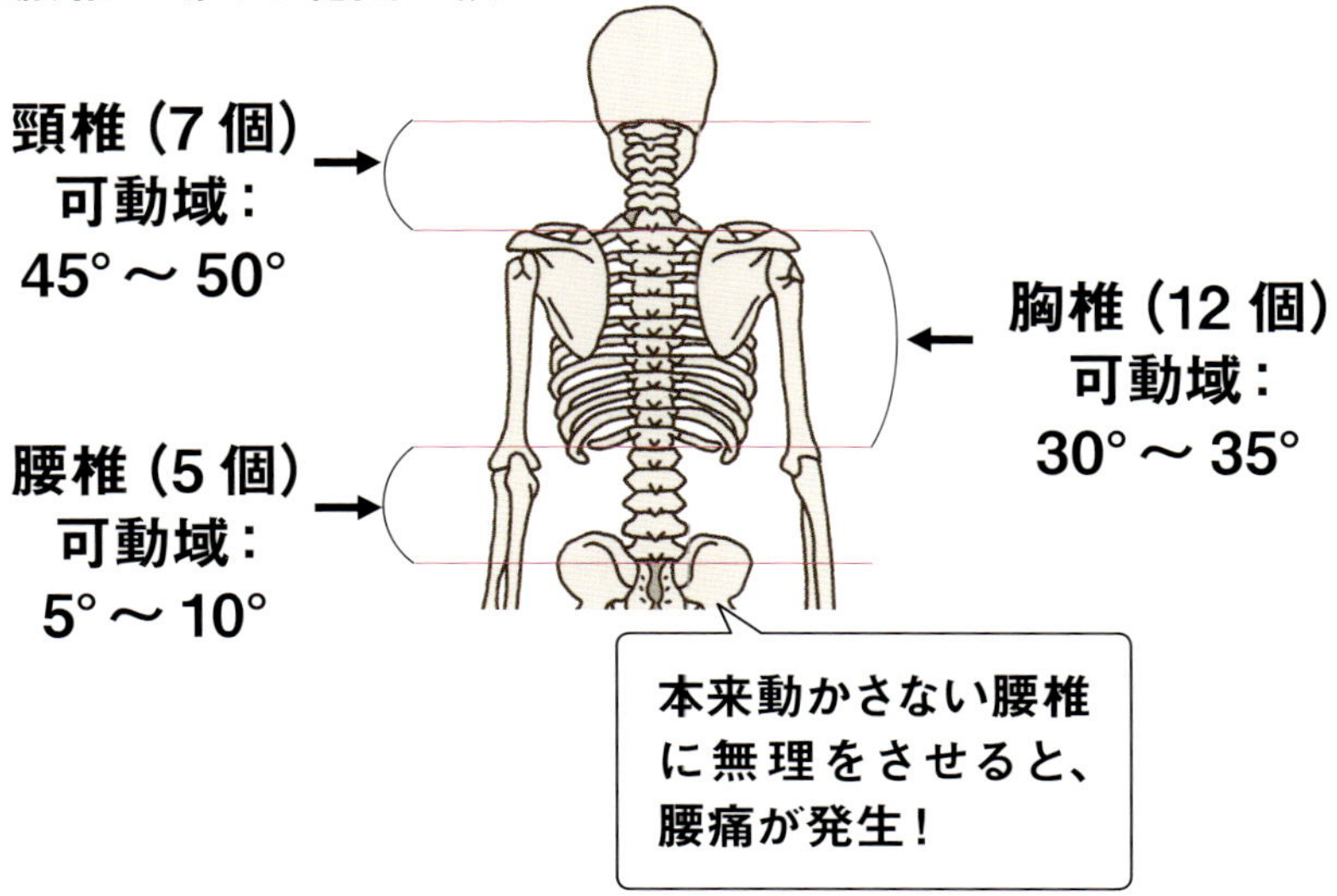

GATI GATI
YURU YURU

ガチガチ胸郭は、猫背・呼吸困難・呼吸器疾患の原因に

胸椎や胸郭のガチガチ度合がひと目でわかるのが、猫背です。

胸郭とは、胸部分の骨のことで、胸椎・肋骨・胸骨からなります。**胸椎を含む胸郭全体がかたまってしまうと、姿勢に大きな影響を与えます。**

猫背は、重心が前のめりになっているため胸の前側の緊張が強く、背中の上部の筋肉が使いにくくなっている状態です。重心が正しい位置になっていれば、猫背になることはありません。

猫背の姿勢を維持し続けると、胸椎や胸郭がガチガチになります。胸椎がガチガチになると、先ほどお話ししたように腰痛につながっていきます。

また、胸椎や胸郭がガチガチになることで、もっともよくないのは、呼吸が浅くなることです。ためしに、背中を丸めて猫背の状態をつくって呼吸をしてみてください。

息を吸っても、胸にあまり空気が入らないのがわかると思います。次に丸めていた背中をまっすぐにして、もう一度呼吸をしてみてください。息を吸うと、胸の前側、後ろ側、横側にもたっぷり空気が入るのがわかると思います。

これが、正しい呼吸です。

猫背のまま呼吸を続けると、一度に吸い込める酸素量が少ないため、軽い酸欠状態になることもあります。

十分な酸素を取り込めないと、心肺機能が衰えることになり、将来的には呼吸器疾患や循環器系の病気を患う確率が高くなるともいわれています。**「たかが猫背」とあなどってはいけない**のです。

ガチガチ関節が、あなたを10歳老けさせる

ガチガチ関節は、あなたの印象にも悪影響を与えます。

まっすぐなきれいな姿勢の人は、若々しく、明るく見えますよね。逆に、**背中が丸まっていたり、姿勢が歪んでいると、老けて見えたり、暗い印象**になってしまいます。

先ほどお話ししたとおり、関節と姿勢は一心同体です。ガチガチ関節で姿勢が歪んだり、ふだん姿勢が歪んでいるせいでガチガチ関節になってしまうと、人に与える印象が悪くなってしまうのです。

若々しいピンとした姿勢を取り戻すためには、まず日ごろの悪い姿勢でガチガチになっている関節をゆるめて、本来の正しいポジションに戻す必要があります。

正しい立ち姿勢のポイントは次の4点。

①耳の穴、肩、大転子《だいてんし》（太もも）、ひざ、くるぶしの少し前のところが一直線になっている
②頭が前に出ていない（猫背になっていない）
③骨盤が前に出たり、後ろに傾いたりしていない

正しい姿勢はこれ！

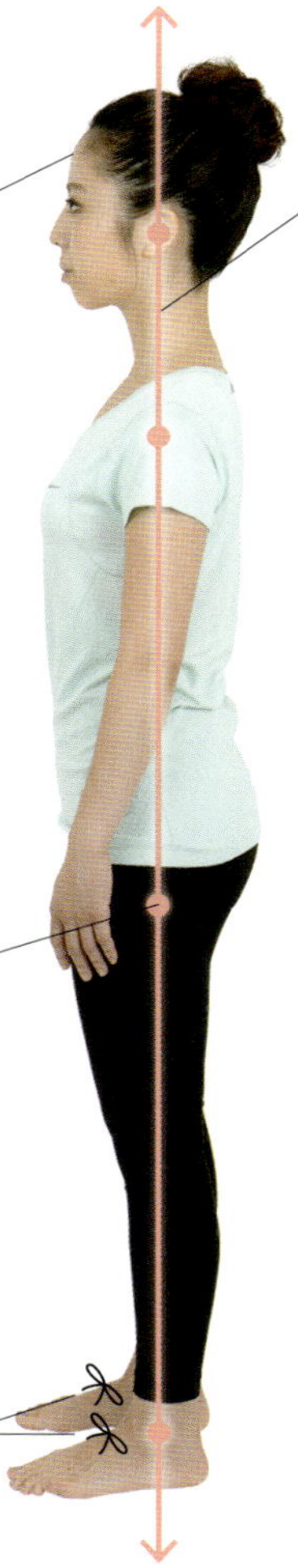

①耳の穴、肩、大転子(太もも)、ひざ、くるぶしの少し前が一直線になっている

②頭が前に出ていない
(猫背の人は頭が前に出る)

③骨盤が前に出たり、後ろに傾いたりしていない

④頭頂部と靴ひもの結び目の位置で上下に引っ張りあっている感覚で立つ

④頭頂部と足の靴ひもの結び目の位置で上下に引っ張りあっている感覚で立つ

関節が正しいポジションになり、きちんと動くようになると、それだけでダイエット効果も得られます。

関節が動くようになれば、その関節のまわりの筋肉もしっかり使われるようになるからです。

最近よく聞く「ピラティス」は、正しい体の使い方を習得し、体の内側の筋肉を鍛えるもので、ダイエットに効果的といわれています。体の内側の筋肉は、日常生活の中であまり使うことがなく、衰えている人が多いので、それを目覚めさせることがトレーニングの目的です。

ピラティスで鍛える筋肉は、実は立つ、座る、歩くなど日常動作で使わなければいけない筋肉。本書の「ゆる関節ストレッチ」で、ガチガチ関節がやわらかくなり、正しく動かせるようになると、この体幹の筋肉も自動的に使えるようになります。そうなると、ピラティスと同じように、余分なお肉が減らせるのです。

さらに、**体の構造にあった、無理のない体の動かし方ができるようになると、関節も筋肉も疲れにくくなります。**たとえば、ウォーキングでも、ガチガチ関節のときより長い距離をラクに歩けるようになるでしょう。長く歩けるようになれば、それだけエネルギーを消費できるので、体脂肪が燃焼してダイエットにもつながります。

GATI GATI
YURU YURU

マッサージでは、ガチガチ関節は治らない

腰痛やひざ痛になると、病院ではなく、マッサージや整体のお世話になる人も多いのではないでしょうか。痛みのある部分に電気をあてたり、ほぐしたりしてもらうと気持ちよく、たしかに痛みはおさまります。しかし、しばらくするとまた痛みが出てくるので、通い続けなければいけません。

ガチガチ関節が原因の痛みは、マッサージや整体では解消しません。

腰痛やひざ痛は、ガチガチ関節の状態で日常生活を過ごしていることの積み重ねが原因です。根本的なガチガチ関節を治さなければ、何度マッサージをしてもらっても、痛みが消えることはありません。

必要なのは、痛みの原因であるガチガチ関節をゆるめることなのです。それが、これからご紹介する「ゆる関節ストレッチ」です。

ただし、腰やひざなどに強い痛みがあるときは、まず病院で診てもらいましょう。**レントゲン検査で、骨の異常や関節の変形がないことを確認してから、ストレッチをはじめるようにしてください。**

骨や関節に異常がある状態でストレッチを行うと、悪化する可能性があります。本書に限らず、ストレッチや体操を行う際は、必ず医師の診断を受けてから取り組むようにしましょう。

1日1分の「ゆる関節ストレッチ」で、ゆる関節が手に入る

今は特に問題がないという方でも、ガチガチ関節を放置しておくと、いずれ痛みや不調といった症状につながります。

そうなる前に、第2章で紹介する「ゆる関節ストレッチ」をはじめましょう。

「ゆる関節ストレッチ」でターゲットになるのは、ここまで何度も登場した、股関節、背骨、胸郭。体の中心にあり、あらゆる動きにつながるこのモビリティ関節を正しく動かすことができれば、あなたの体は劇的に変わります。

誰でも安全にできる簡単ストレッチ。

しかも所要時間は1日1分。

ストレッチをする上で大切なのは、「関節をどのように動かしているのか」をしっ

かりと意識・イメージしながら行うことです。何十年もかけてつくってしまったガチガチ関節ですから、ゆっくりほぐしていくようにしましょう。

2週間ほど続ければ、関節の可動域が明らかに変わってきます。

そのタイミングで「ガチガチ度チェック」に再度チャレンジしてみてください。

自分の体が、年齢をさかのぼり、やわらかさを取り戻していることに驚くでしょう。

第2章

関節が若返る！
「ゆる関節ストレッチ」

「ゆる関節ストレッチ」の基本は「はいはい」ポーズ

生活習慣や加齢でガチガチになった関節をゆるめる「ゆる関節ストレッチ」。**その基本姿勢は、「はいはい」です。**はいはいポーズから体を動かして、股関節《こかんせつ》や背骨、胸郭をゆるめていきます。

「はいはい」は、ご存じの通り、赤ちゃんが立って歩きはじめる前の移動手段。記憶に残っている人はほとんどいないと思いますが、誰もが経験してきた姿勢です。

「ゆる関節ストレッチ」がはいはいポーズを基本姿勢にするのは、両手、両足で体を支えることで、安全に体を動かせるからです。

自分の体重以上の負荷がかかることもなければ、ふらついて転んだりするリスクも小さくなります。また、**上半身と下半身を連動させて動かすことになるので、効率よく関節を動かすことができる**のです。

はいはいポーズをとれる広さがあれば、どこでもできるので、畳一畳分のスペースがあれば十分。居間でも、寝室でもどこでも取り組めます。

「ゆる関節ストレッチ」をはじめる前に、いくつか注意点をお伝えします。

「ゆる関節ストレッチ」は決して難しい動作ではありませんが、ふだん体を動かす習慣がない方や、関節がガチガチ状態になっている方は、最初はうまく動かすことができないかもしれません。

そういう方は、最初に紹介する「準備運動」からはじめることをおすすめします。準備運動でガチガチになっている関節をほぐしたり、体を動かすことに慣れることからはじめましょう。**いま現在、ガチガチ関節になっている方は、準備運動を行うだけでも、立ったり、座ったり、歩いたりする生活動作がラクになるはずです。**

ふだん体を動かす習慣がある方や、第1章の「ガチガチ度チェック」で股関節や胸椎がやわらかいことが確認できた方は、「基本の動作」からはじめてください。もちろん、効果をさらに高めたい方は、準備運動からはじめてもかまいません。

みなさんのなかには、手首が痛い、ひざが痛いなど、はいはいポーズをつくることが難しい方がいるかもしれません。

そういう方のために、イスに座ったり、床に寝たままでできる「ゆる関節ストレッチ」も紹介しています。効果は同じなので、痛みがある場合には決して無理をせず、そちらのストレッチで関節をゆるめるようにしてください。

「ゆる関節ストレッチ」は毎日やることが基本です。

1日1分、準備運動を含めても2分強くらいなので、毎日の生活のどこかに取り入れるのは難しくないと思います。食後すぐは避けた方がよいですが、それ以外なら、朝起きたとき、お風呂に入る前など、どの時間帯に行ってもかまいません。

習慣にするには少し時間がかかるかもしれませんが、タイミングを決めて、毎日やることを続けてみましょう。

ただし、安全で簡単な運動とはいえ、無理は禁物。

ストレッチの途中で体に痛みや違和感があったら、すぐに中止してください。また、体調が悪いときは、ストレッチをお休みしましょう。

手首やひざなどに痛みがある方は、必ず医師に相談してからストレッチをはじめるようにしてください。無理に動かしてしまうと、症状が悪化する可能性もあります。

「ゆる関節ストレッチ」の効果は、2週間ほどで体感できるはずです。

誰でもできる簡単なものなので、ぜひ今日から始めてみてください。

最初は、1分にこだわらず、ゆっくり丁寧な動作を意識しながら、体を動かしましょう。数日して、関節がやわらかくなってくると、「体って、こんなにラクに動かせるんだ」ということを実感できるようになります。

みなさんの関節は、もともとは「やわらか関節」だったはず。「ゆる関節ストレッチ」を続けて、やわらかく元気な体を取り戻しましょう。

ゆる関節ストレッチ

準備運動

ふだん体を動かす習慣のない方は、自分が考えている以上に背骨、胸郭、股関節がガチガチ。まずは、軽くほぐすことからはじめましょう。

1 背骨と胸郭をほぐす

ガチガチになっている背骨と胸郭を、イスに座って、4つのポーズで呼吸しながらほぐします。

1 背中を丸めて スー、ハー

みぞおちに両手の指先をあて、指を押し込むように背中を丸め、8回大きく呼吸します。吸ったときに背中が広がるのを感じましょう。

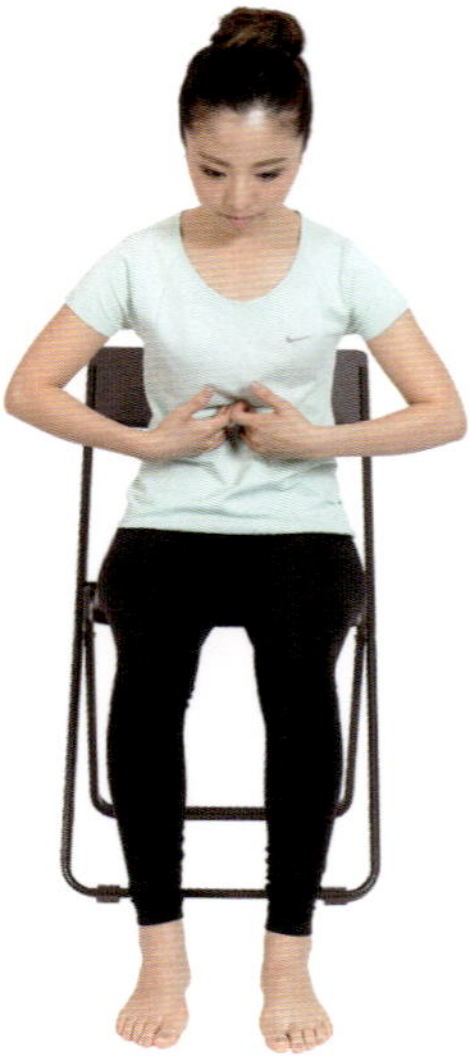

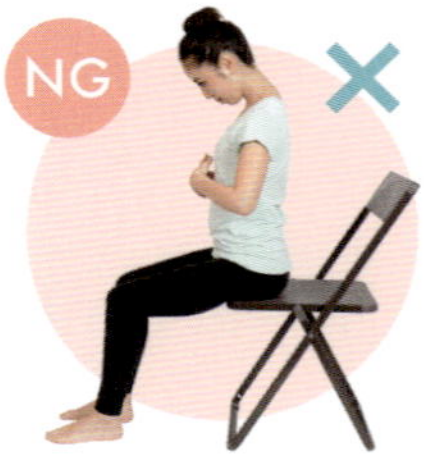

頭から動かすのではなく、みぞおちを中心に背中を丸めましょう。

2 背中を反らして スー、ハー

みぞおちを斜め上に引き上げるように胸を反らせ、8回大きく呼吸します。吸ったときに胸の前側が広がるのを感じましょう。

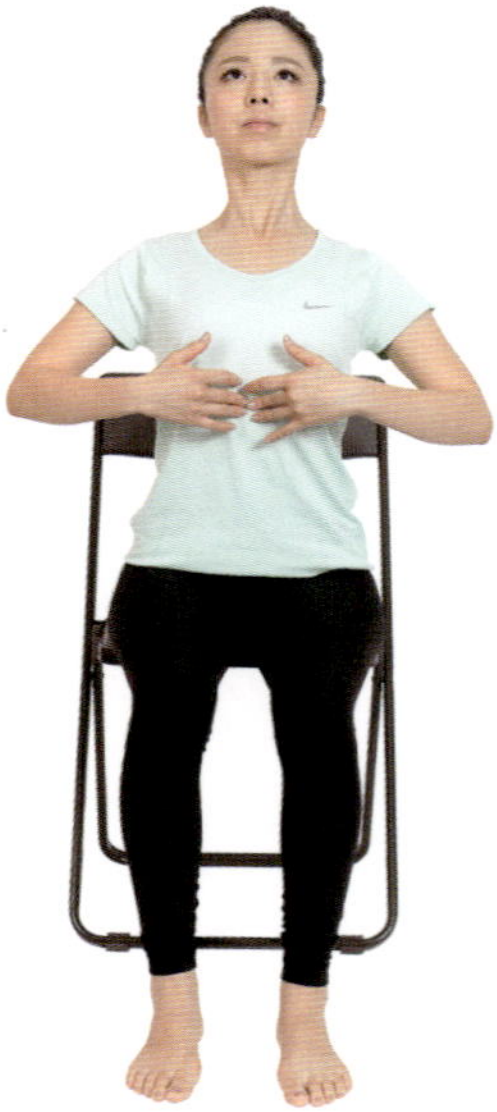

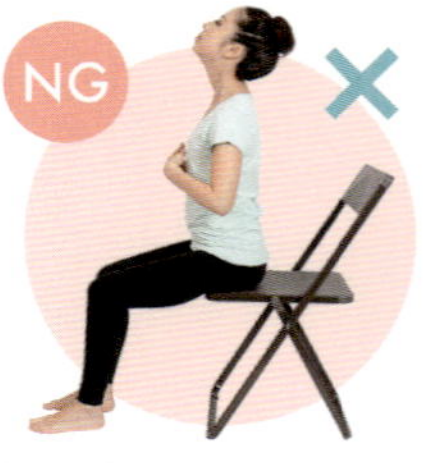

背中を反らすときに頭から動かしてしまうと、胸の前側に呼吸が入りにくいので、注意しましょう。

3 背中を左に曲げて スー、ハー

背筋を伸ばし、みぞおちに両手をあてたまま、みぞおちを右に動かし、右の脇腹（体側）が伸びるのを感じながら、８回大きく呼吸します。息が右側の肋骨《ろっこつ》のほうに入っていくはずです。

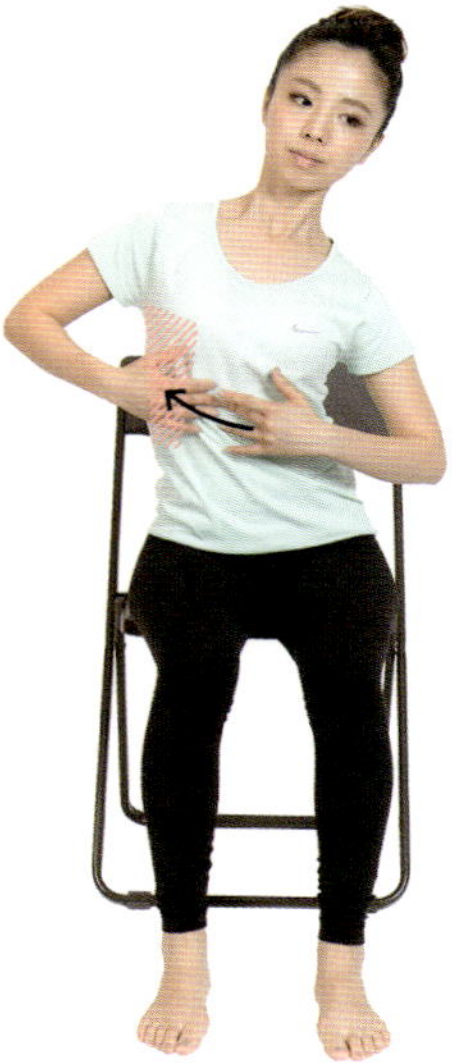

4 背中を右に曲げて スー、ハー

背筋を伸ばし、みぞおちに両手をあてたまま、みぞおちを左に動かし、左の脇腹（体側）が伸びるのを感じながら、８回大きく呼吸します。息が左側の肋骨のほうに入っていくはずです。

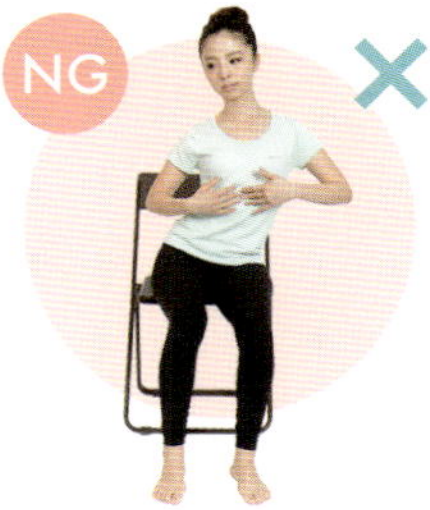

頭から動かしたり、腰から横に動かしてしまうと、息がしっかり入らないので注意しましょう。

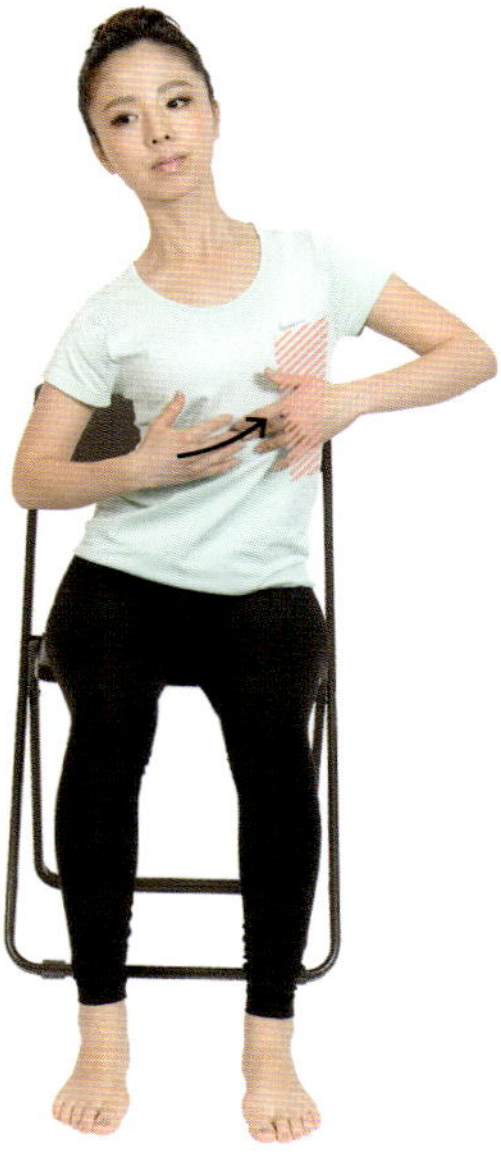

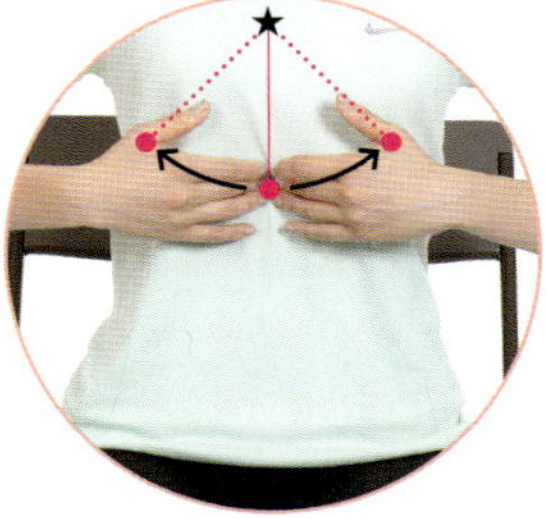

POINT

左右に曲げるときは、みぞおちが振り子のように動くのをイメージしながら行いましょう。

NEXT
2. 股関節をほぐす

2 股関節をほぐす

壁を背にして座り、股関節をほぐします。

1 足をぶらぶら

壁を背にして座り、片足を伸ばし、もう片方はひざを曲げます。両手で伸ばしている足の太ももを軽く持ち、左右にぶらぶら20秒くらい揺すりましょう。股関節が動いているのをイメージしながら行い、終わったら、もう片方の足も同じように揺すります。

POINT

足の力を抜き、手で揺らす。足を動かすのではなく、手で揺らすこと。

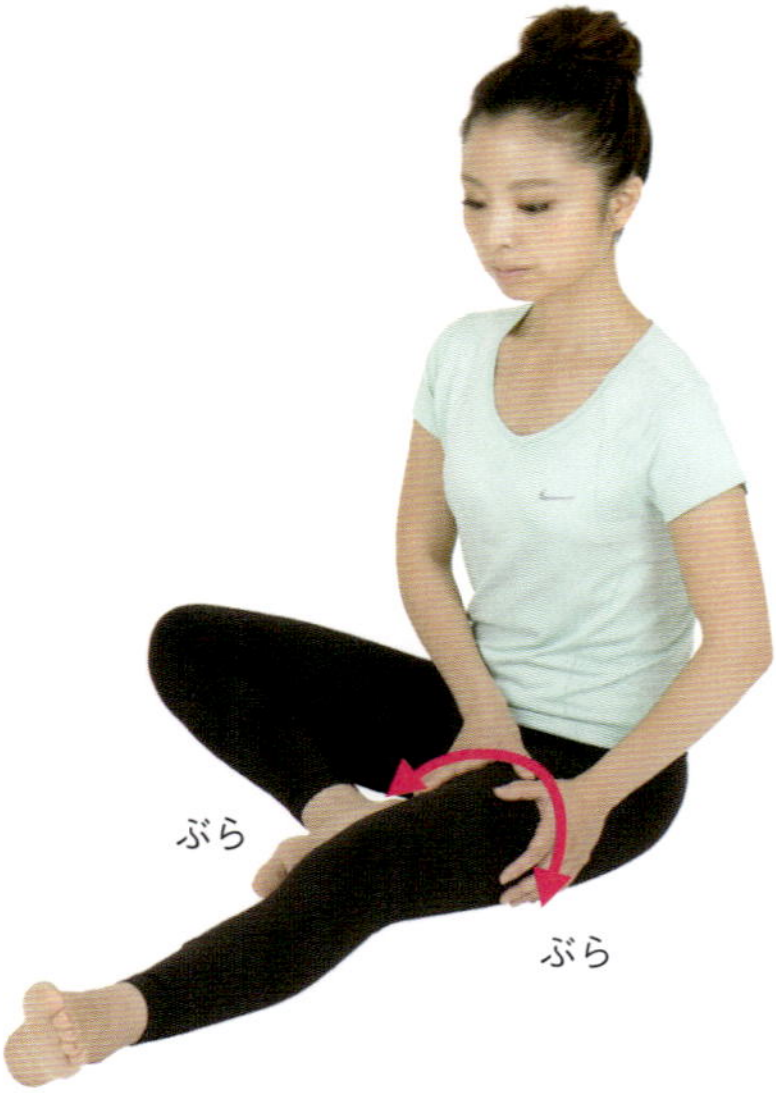
ぶら
ぶら

股関節をしっかりほぐすには

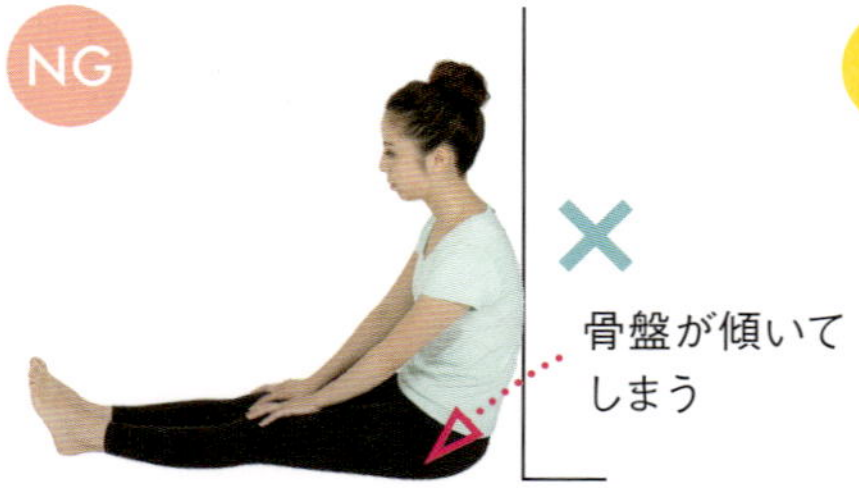
NG
×
骨盤が傾いてしまう

背中を丸めて座ると、骨盤が後ろに傾いてしまうので、ぶらぶら、すとんすとんしても股関節がゆるみにくくなります。

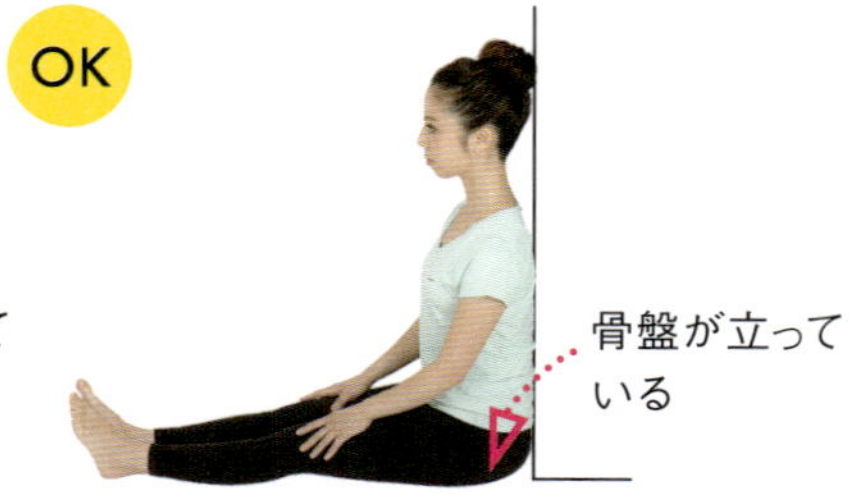
OK
骨盤が立っている

骨盤が立つように背すじを伸ばして座るようにしましょう。

2 太ももをすとんすとん

両手で伸ばしている足の太ももを軽く持ち、ひざが軽く上がるまで持ち上げて、手を離してすとんと落とします。股関節が動いているのをイメージしながら、すとんすとん 20 秒くらい行いましょう。終わったら、もう片方の足も同じように、すとんすとんします。

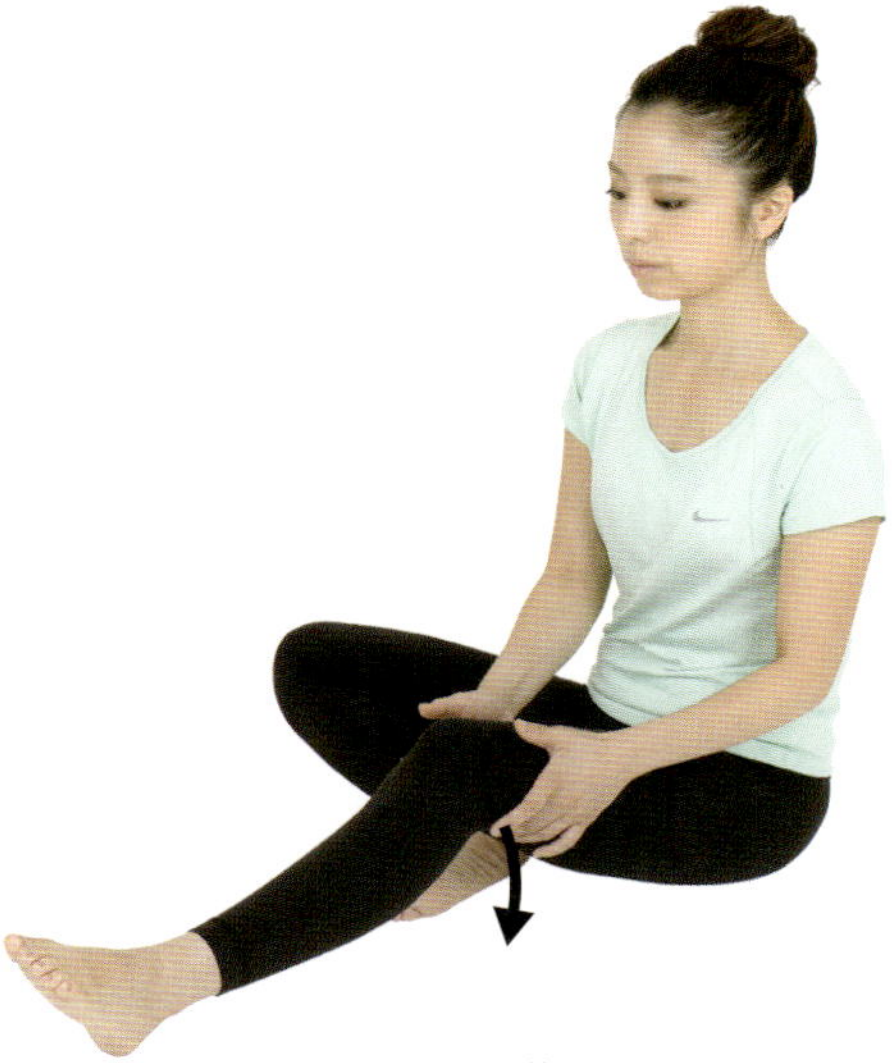

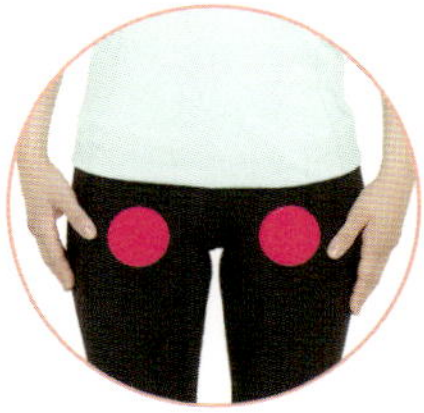

POINT

股関節が揺れているのをイメージして行いましょう。

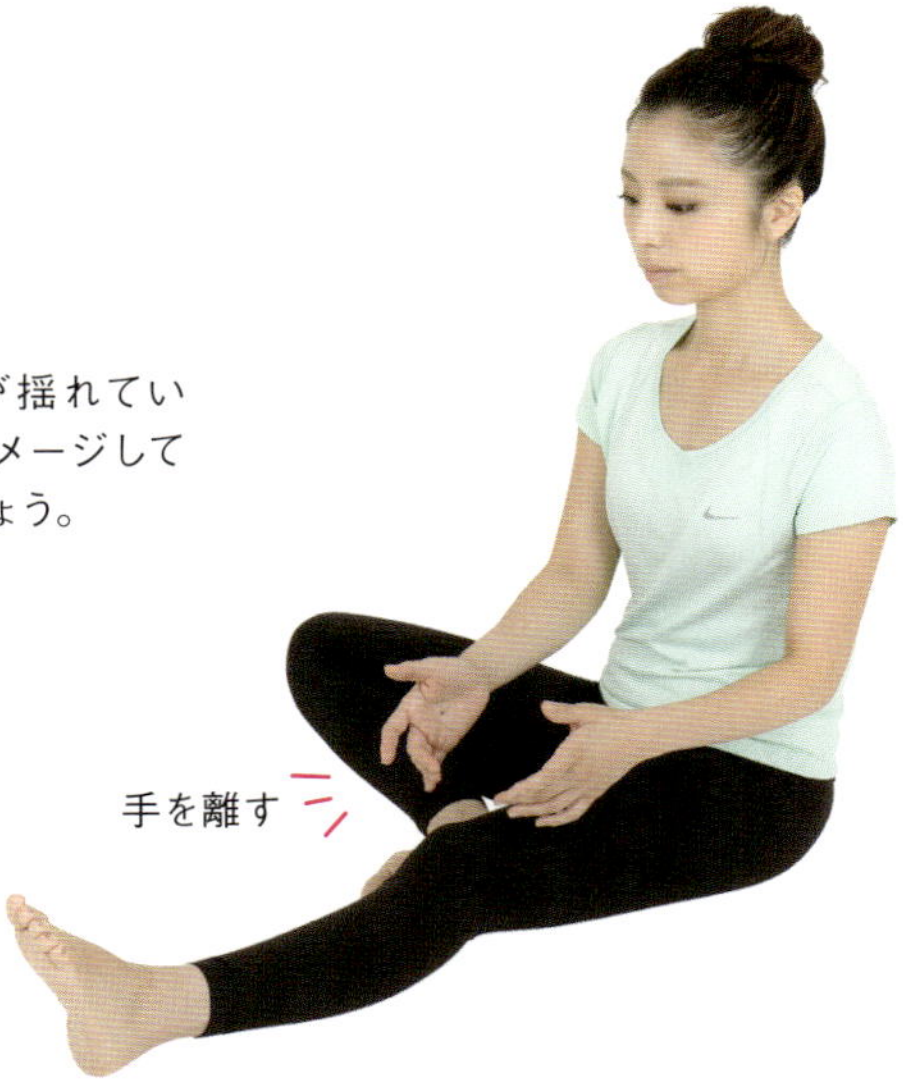

ゆる関節ストレッチ

基本の動作

1日1分「ゆる関節ストレッチ」の基本は「はいはい」ポーズ。このポーズで背中を丸めたり、反らしたり、ひねったりすることで、ガチガチ関節がどんどんやわらかくなります。

1 はいはいポーズをつくる

ゆる関節ストレッチは、すべて「はいはい」ポーズが基本です。まずは、正しい「はいはい」の形をつくることからはじめましょう。

OK

目線は斜め前方に

仙骨(骨盤のまん中の骨)にペットボトルを置いても落ちないのが理想。

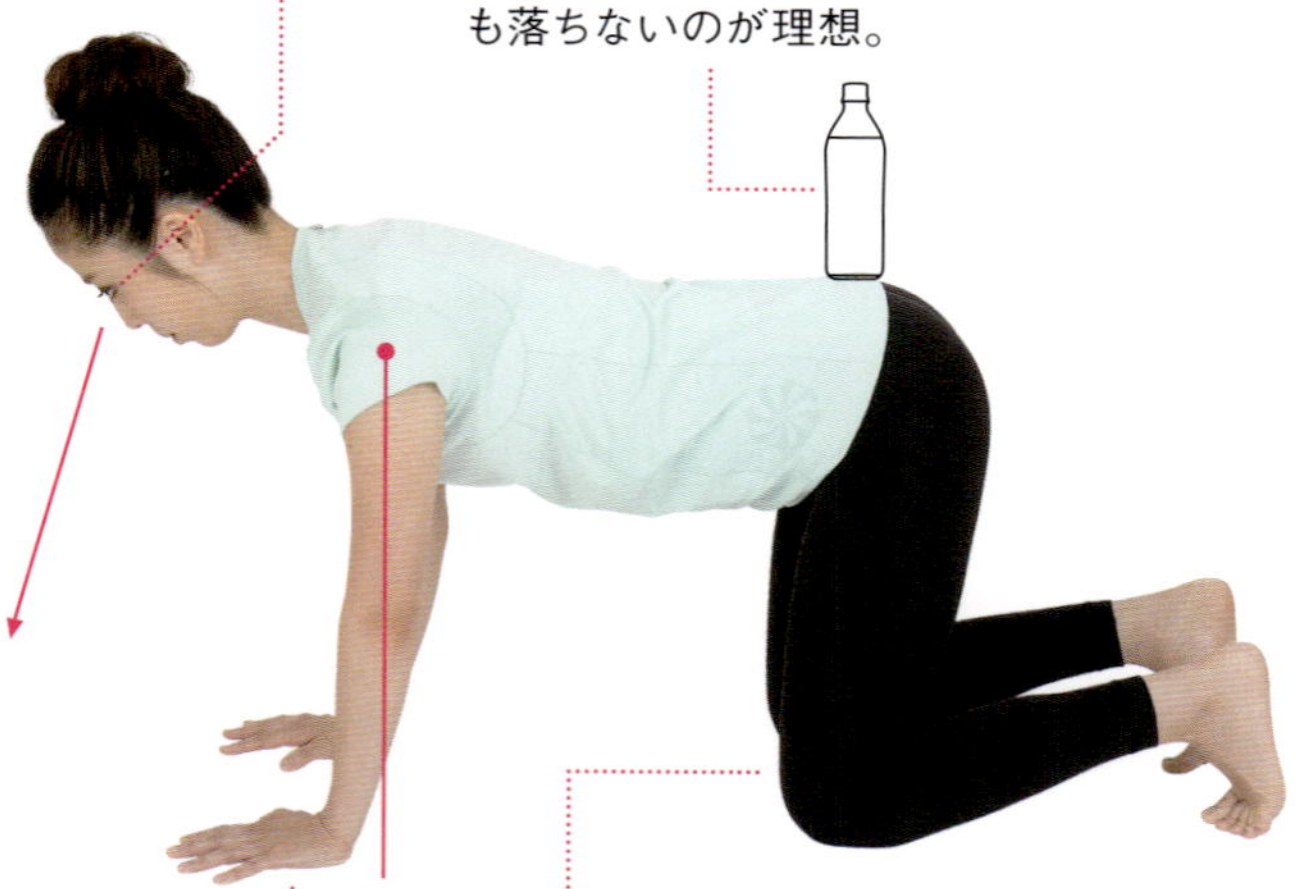

ひざとひざの間はこぶし1つ分

バランスが悪ければもう少し広げても OK。

手は肩より少し前につく

手は肩の真下ではなく、少し前につくようにしましょう。

NG

✕ 頭を下げる

目線は真下ではなく、
斜め前方に。

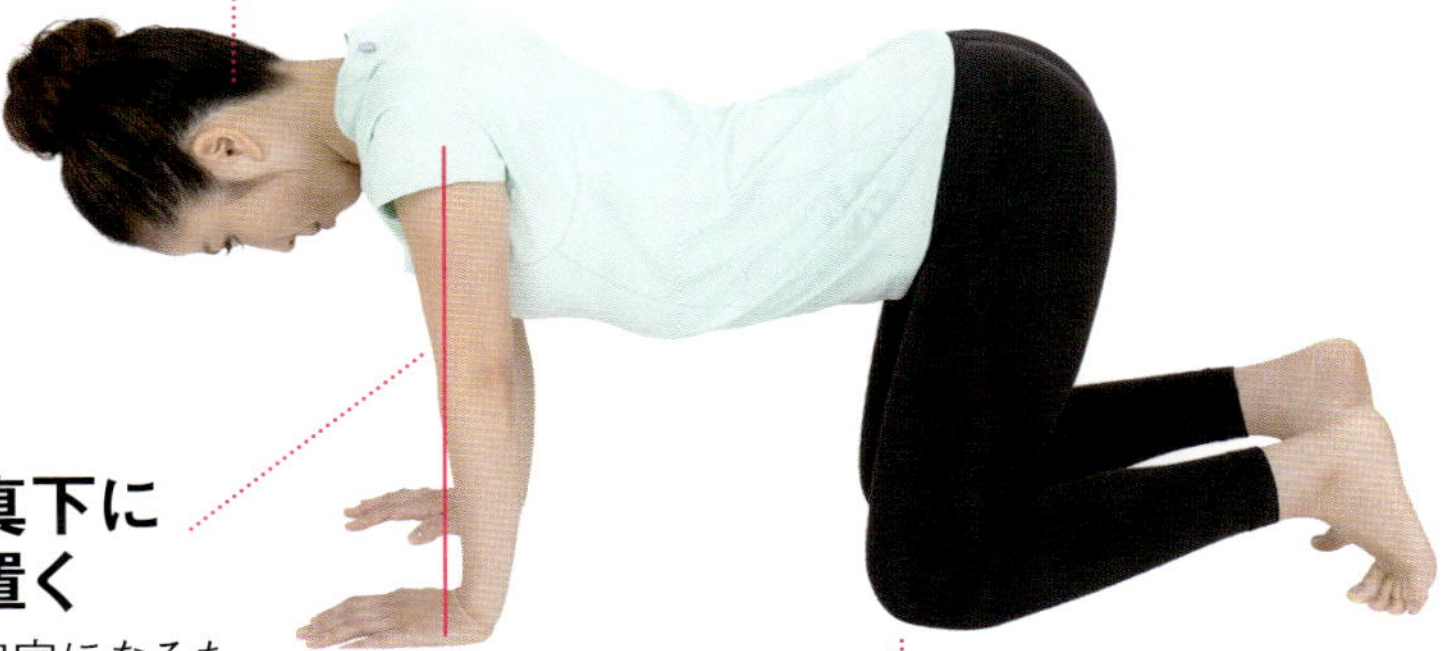

✕ 肩の真下に手を置く

肩甲骨《けんこうこつ》が不安定になるため、背骨や胸郭を大きく動かせなくなります。

✕ 重心が手だけにかかる

重心は両手だけでなく、両ひざにも均等にのるようにしましょう。

手のつき方

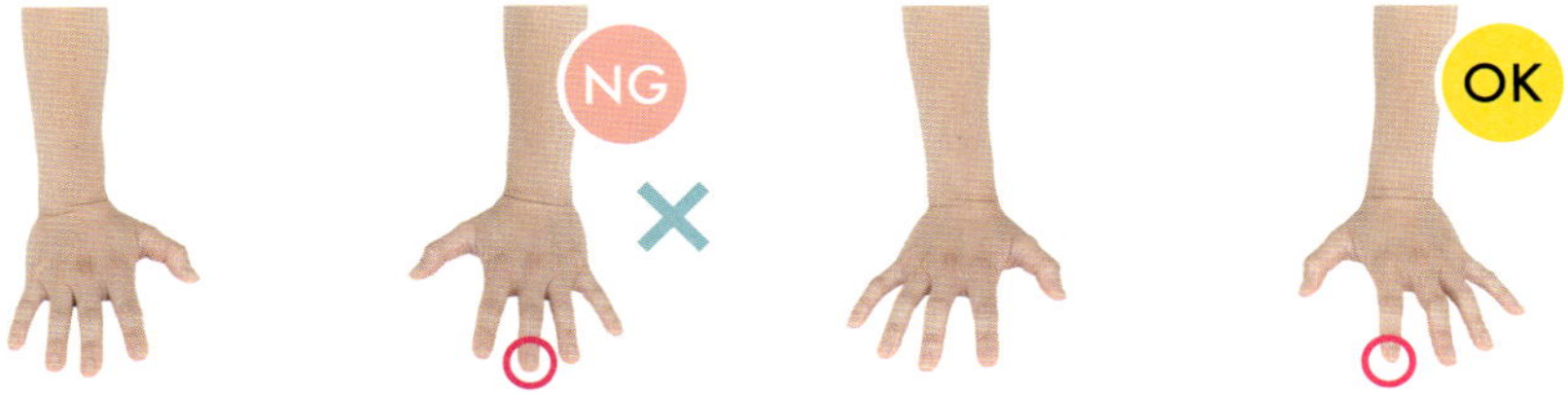

中指が正面を向くようにつくと、手首がつまりやすくなったり、肩甲骨が不安定になります。

指は軽く開き、人差し指が正面を向くようにつきます。

手首が痛い人は？

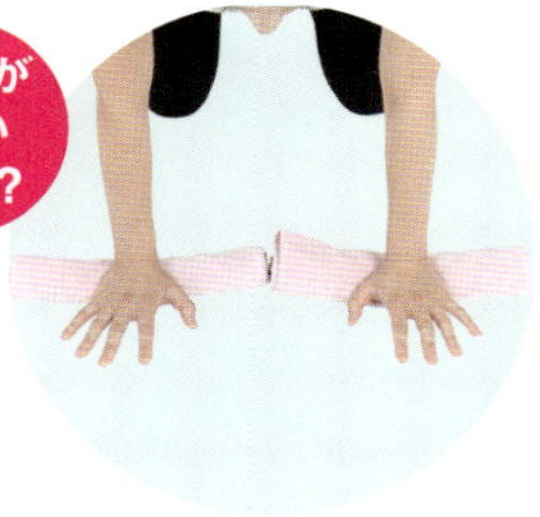

手首が痛い場合は、丸めたタオルを置いて、その上に手をついてもかまいません。

2 背骨を丸める

はいはいポーズから背骨を丸めて、かたくなっている背骨と胸郭を前後にほぐしていきます。

1

はいはいポーズで、息を吐きながら、みぞおちを内側に引き込むように４秒かけて背骨をゆっくり丸めます。背骨を丸めた姿勢を２秒キープしたら、はいはいポーズに戻ります。３回繰り返します。

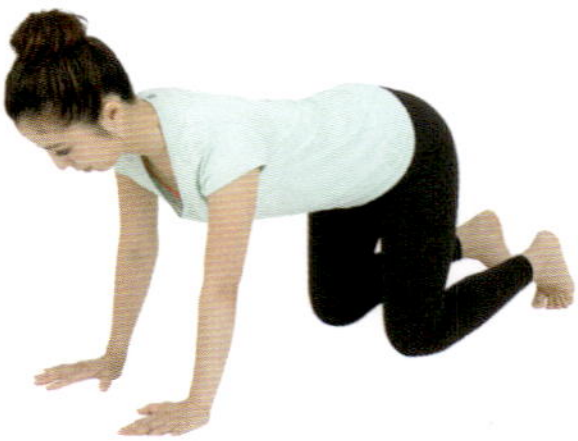

2

息を吐きながら
４秒かけて背骨をゆっくり丸める

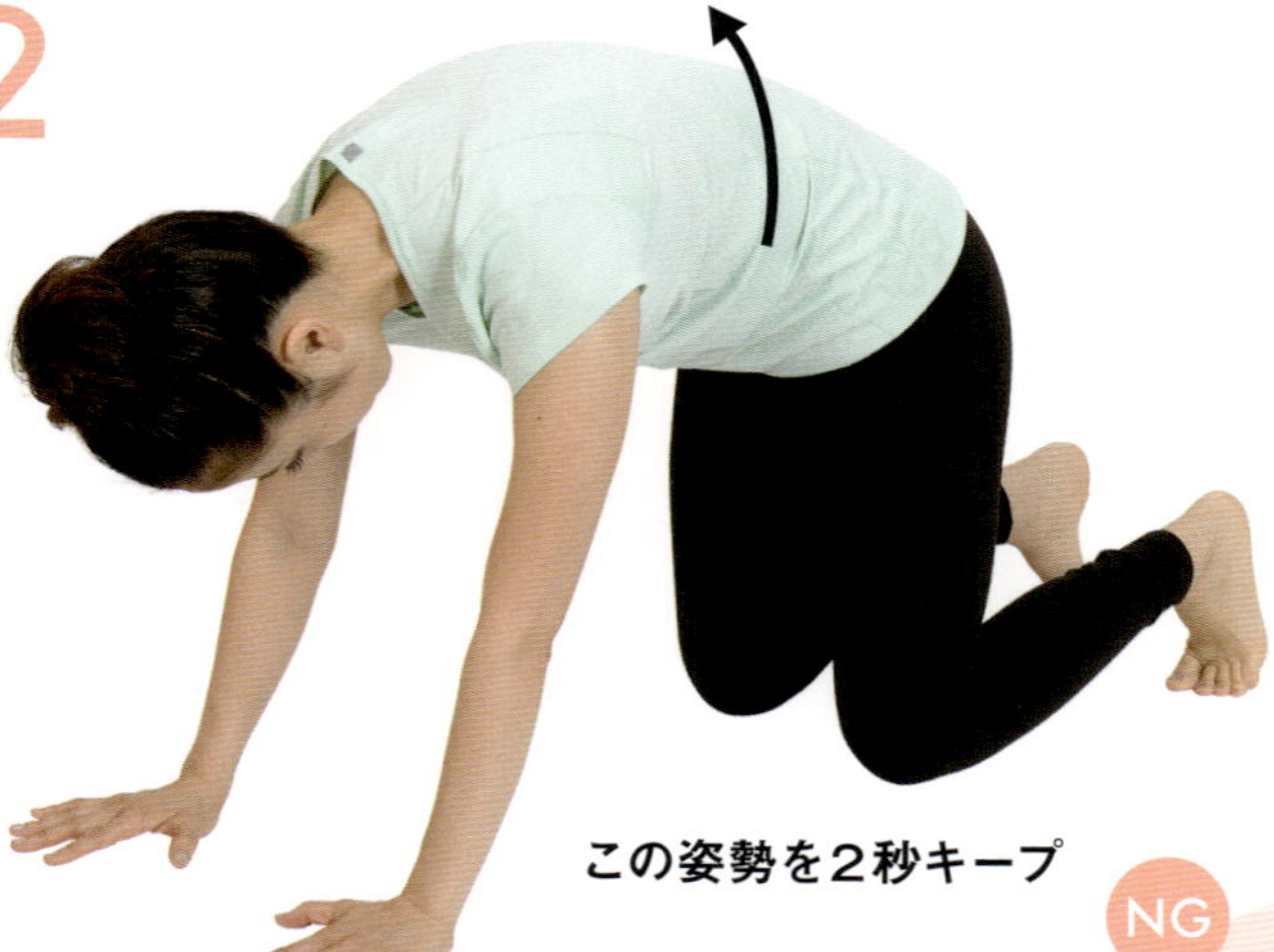

NG ×

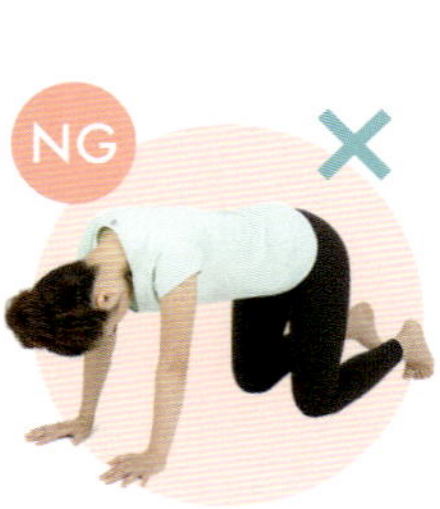

頭から動かすのではなく、みぞおちから押し上げるように。

3 1～2を3回繰り返す

3 背骨を反らす

はいはいポーズから背骨を反らして、かたくなっている背骨と胸郭を前後にほぐしていきます。

はいはいポーズで、息を吸いながら、４秒かけて背骨をゆっくり反らします。背骨を反らした姿勢を２秒キープしたら、はいはいポーズに戻ります。３回繰り返します。

1

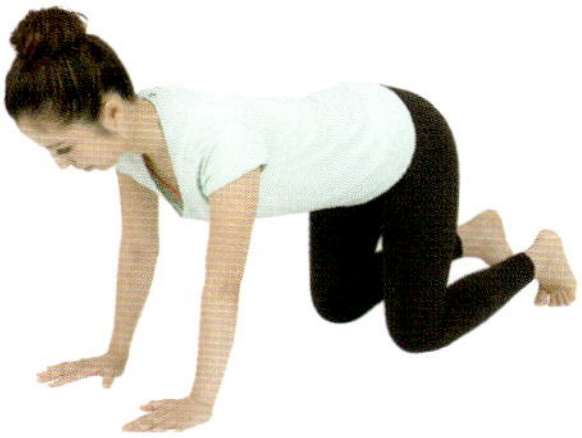

2

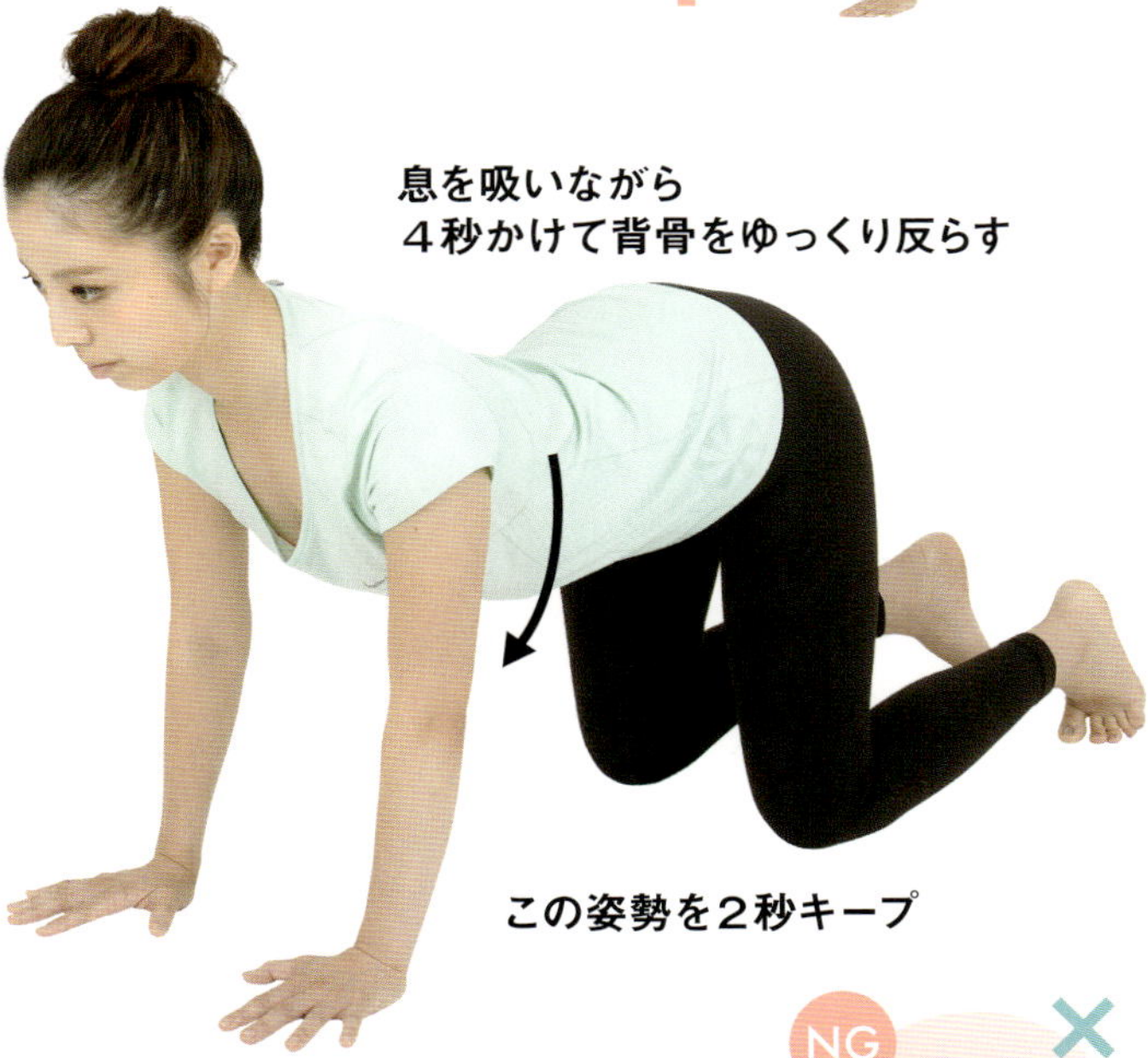
息を吸いながら
４秒かけて背骨をゆっくり反らす
この姿勢を２秒キープ

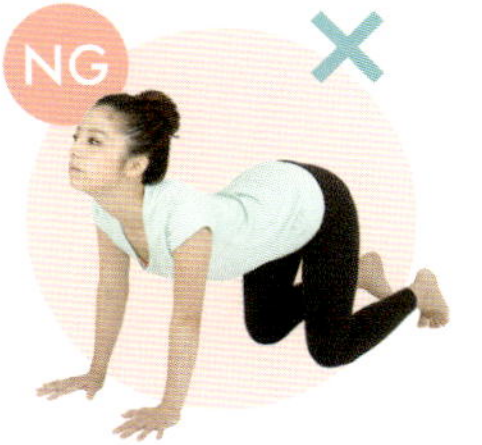
NG
×

頭から動かすのではなく、みぞおちから反らすように。

3 1～2を3回繰り返す

4　背骨を左に逆Cカーブ

はいはいポーズから背骨を左にひねり、かたくなっている背骨と胸郭を左右にほぐしていきます。

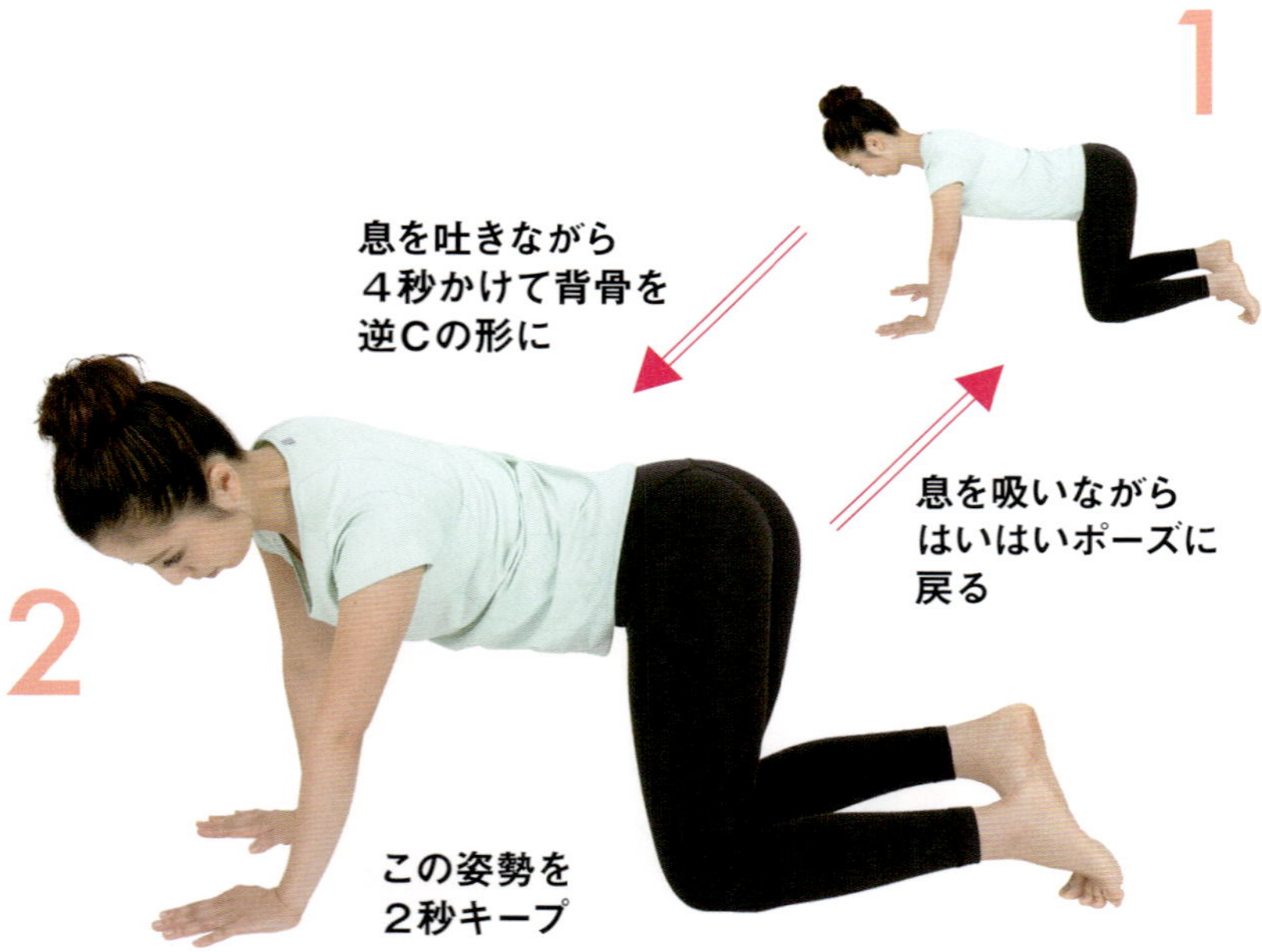
1
息を吐きながら
４秒かけて背骨を
逆Cの形に
息を吸いながら
はいはいポーズに
戻る
2
この姿勢を
２秒キープ

息を吐きながら、背骨で逆Cの文字を描くように、みぞおちを右に動かし４秒かけて背骨をゆっくり左にCカーブさせます。その姿勢を２秒キープしたら、息を吸いながら、はいはいポーズに戻ります。3回繰り返します。

逆Cのイメージ

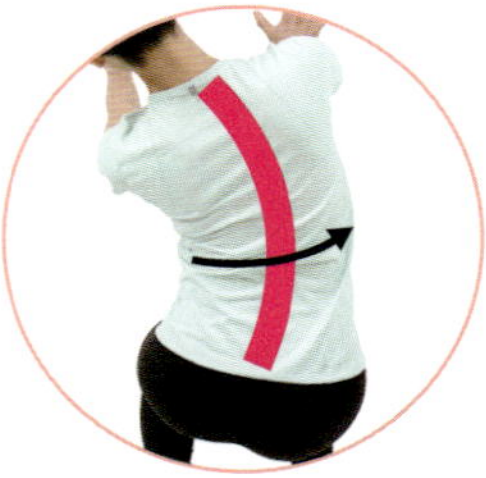

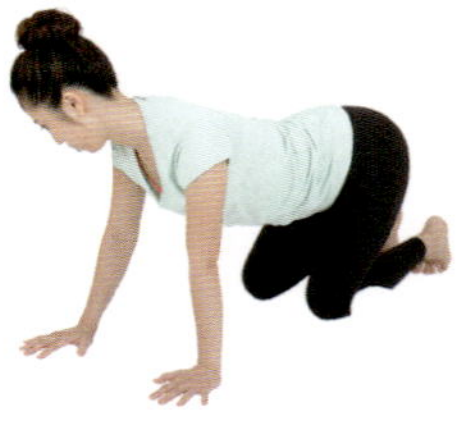

POINT

Cカーブをつくるときに腰が横に動かないように注意。ペットボトルなどを置いて、倒れないように動けていればOKです。

5 背骨を右にCカーブ

はいはいポーズから背骨を右にひねり、かたくなっている背骨と胸郭を左右にほぐしていきます。

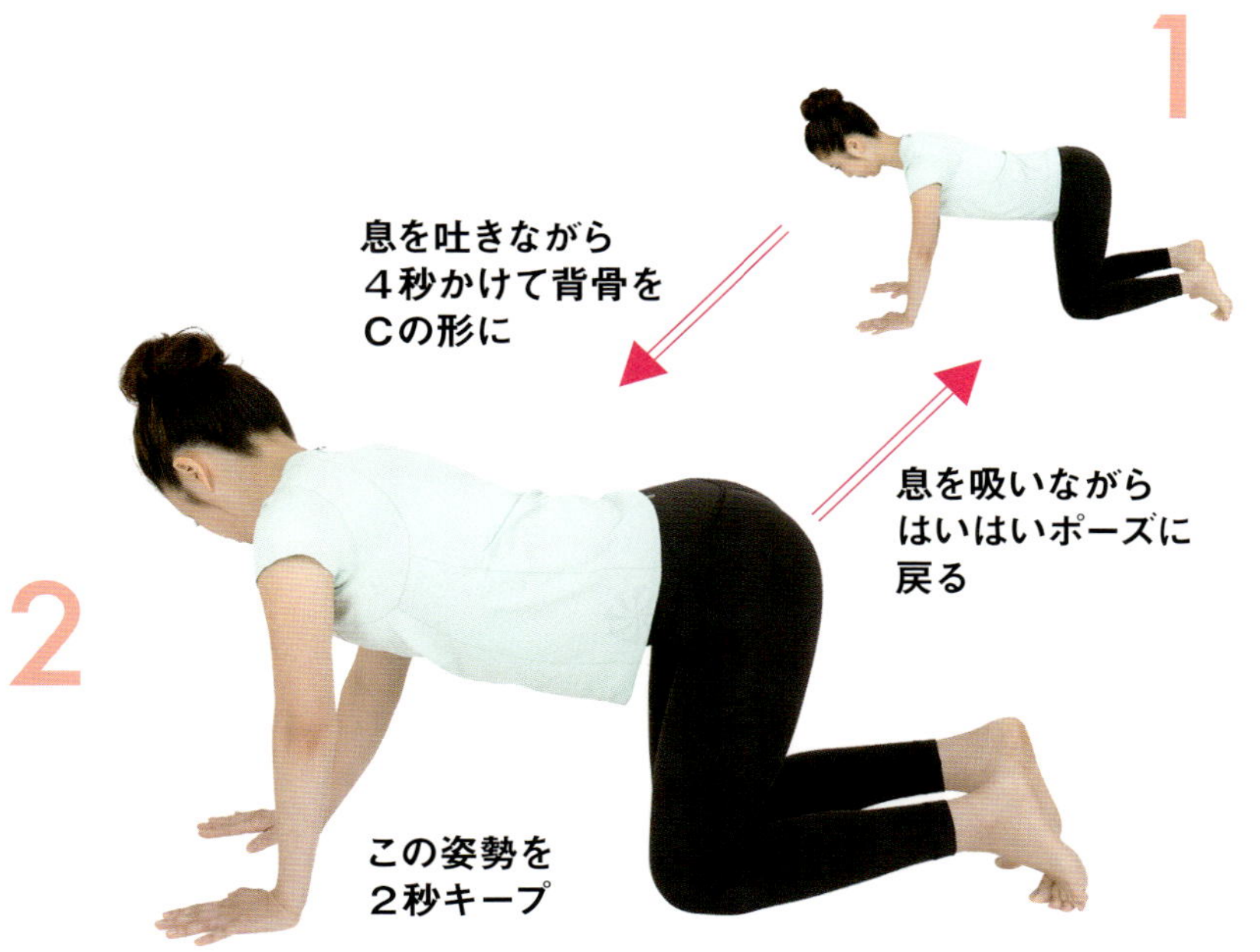
1
息を吐きながら
４秒かけて背骨を
Cの形に
息を吸いながら
はいはいポーズに
戻る
2
この姿勢を
２秒キープ

息を吐きながら、背骨でＣの文字を描くように、みぞおちを左に動かし４秒かけて背骨をゆっくり右にカーブさせます。その姿勢を２秒キープしたら、息を吸いながらはいはいポーズに戻ります。３回繰り返します。

Ｃのイメージ

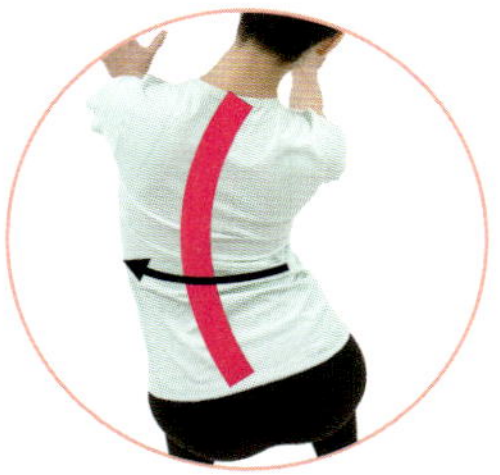

6 10秒かけて背骨回し

2～5の動作を連動させて、背骨をゆっくり回し、背骨全体をほぐしていきます。

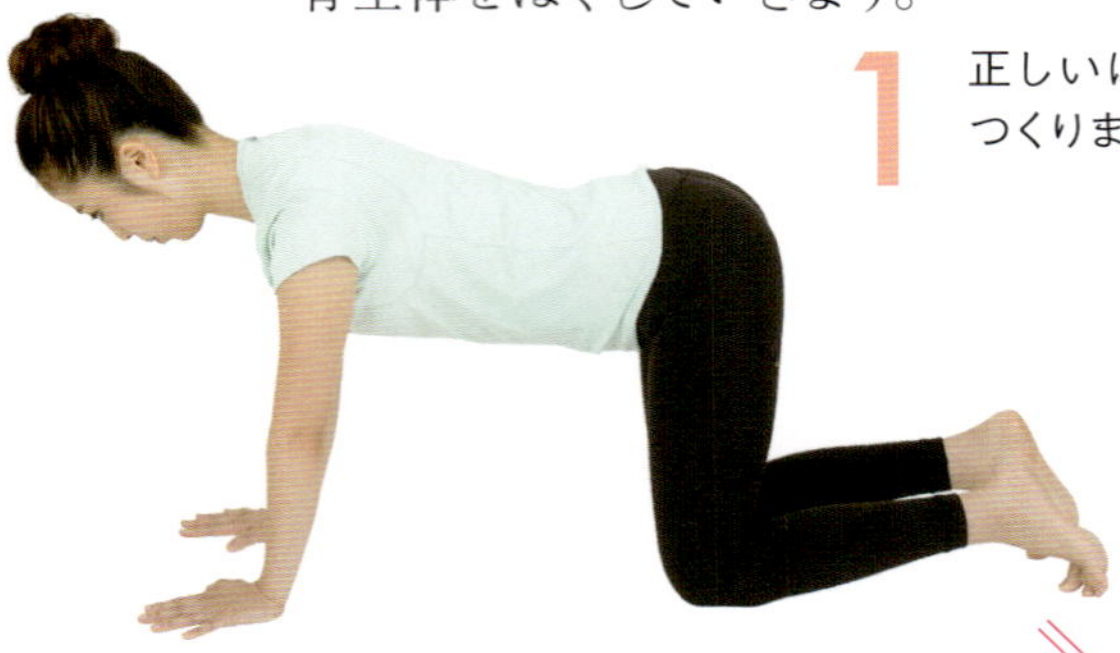

1 正しいはいはいポーズをつくります。

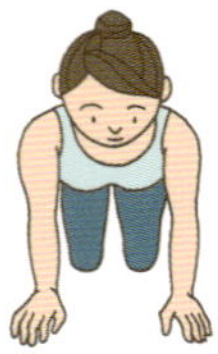

2 丸める

みぞおちを内側に引き込むように背骨をゆっくり丸めます。

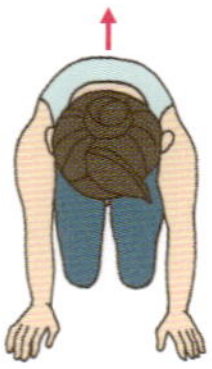

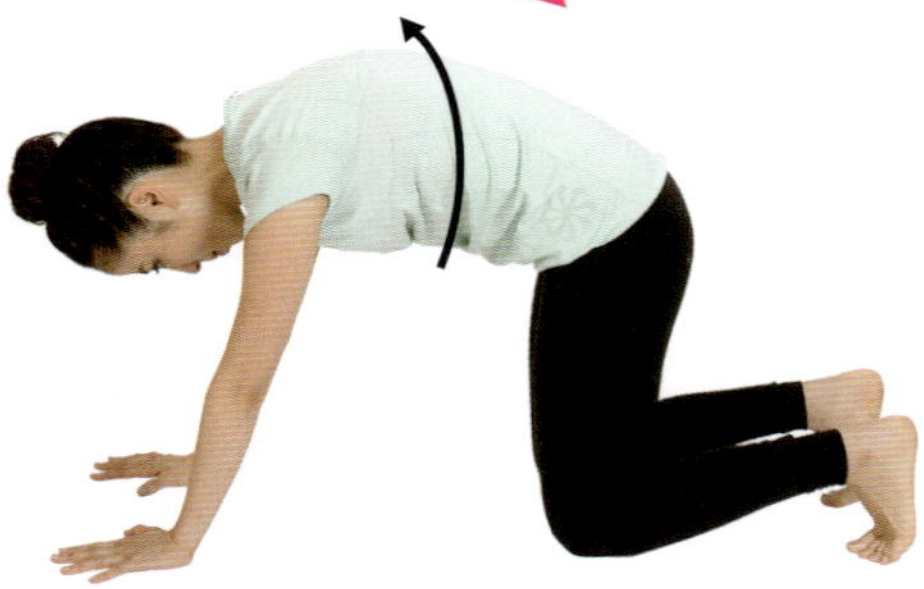

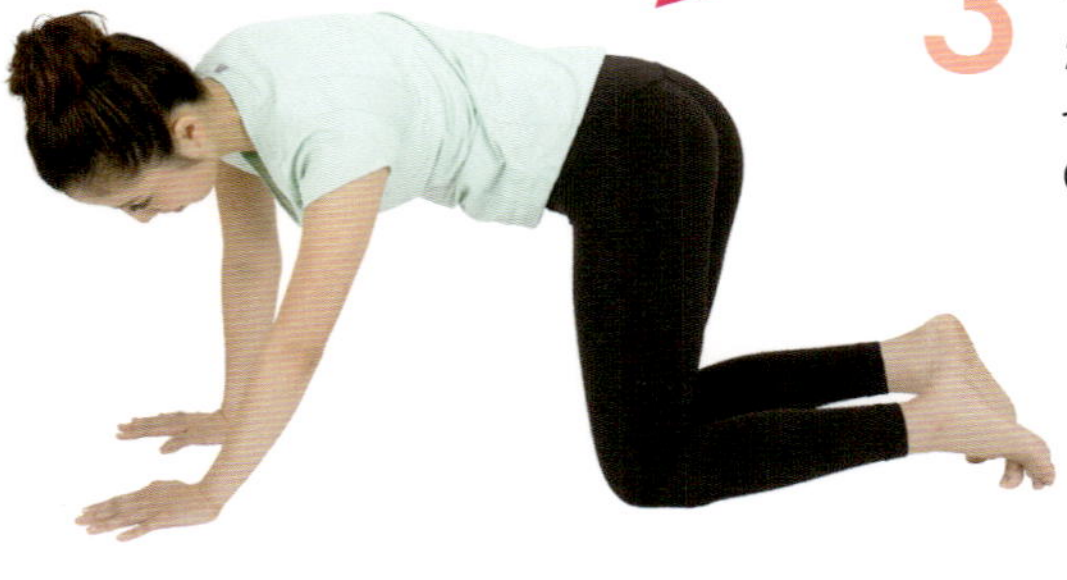

3 逆Cカーブ

2のポジションから、みぞおちを右に動かし、逆Cカーブさせていきます。

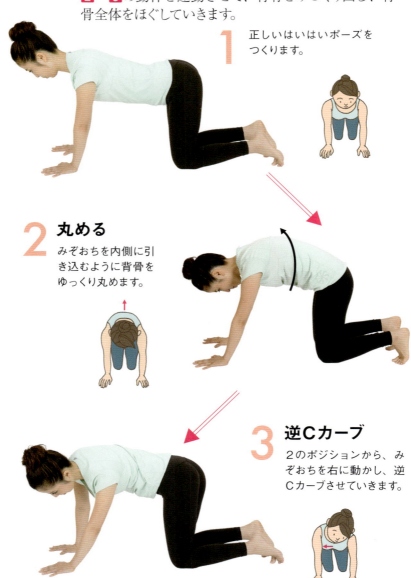

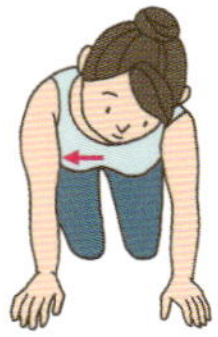

6 丸める

5のポジションから、体をまっすぐに戻しながら、みぞおちを内側に引き込むように背骨を丸めます。1周したら1のポジションに戻し、同じように反対に回します。

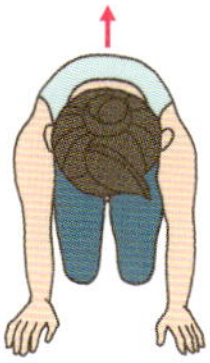

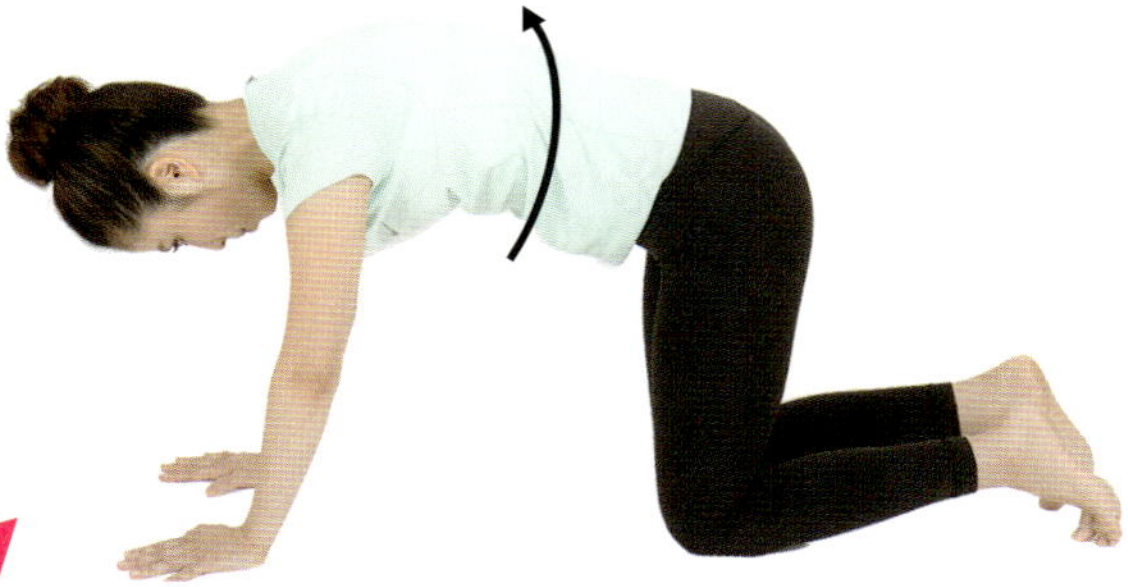

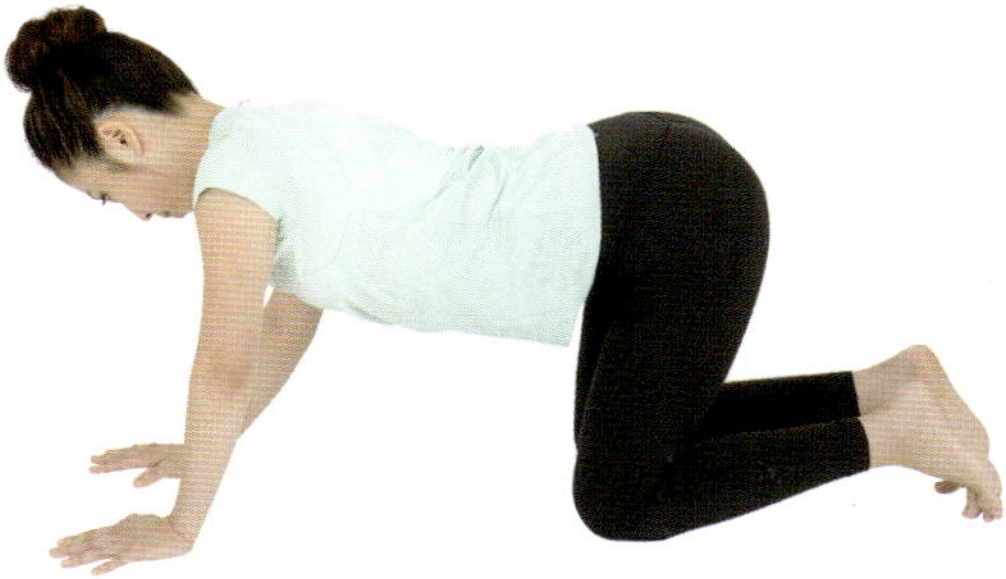

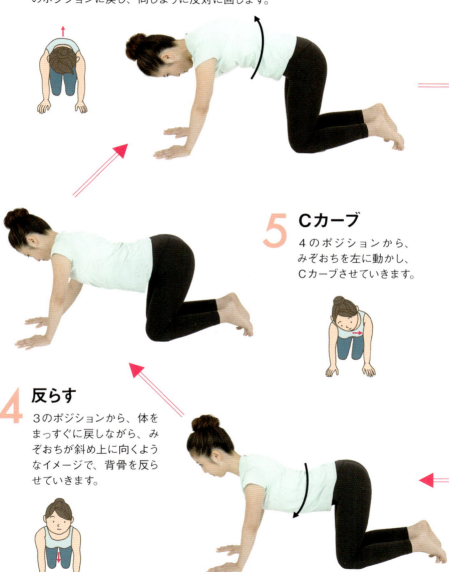

5 Cカーブ

4のポジションから、みぞおちを左に動かし、Cカーブさせていきます。

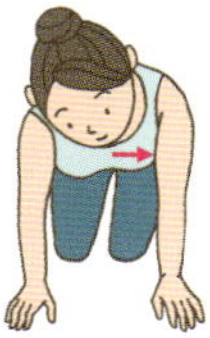

4 反らす

3のポジションから、体をまっすぐに戻しながら、みぞおちが斜め上に向くようなイメージで、背骨を反らせていきます。

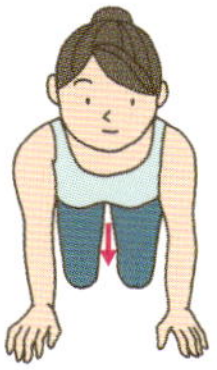

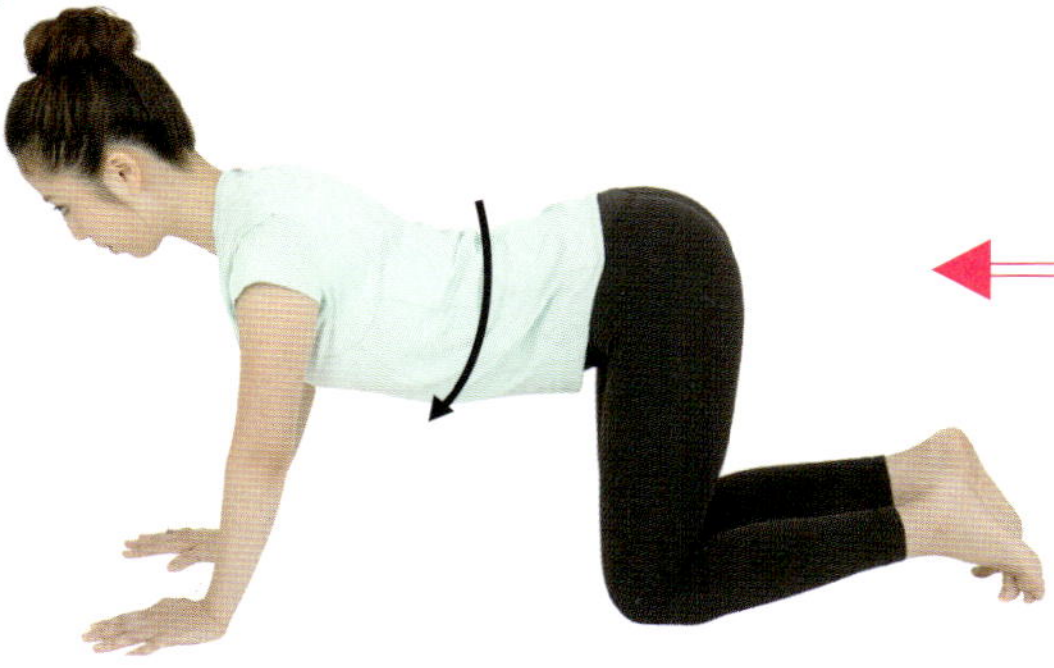

7 その場で「はいはい」

ゆる関節ストレッチの基本動作の最後は、その場ではいはい。手と足を連動させて動かし、より背骨、胸郭、股関節をゆるめます。

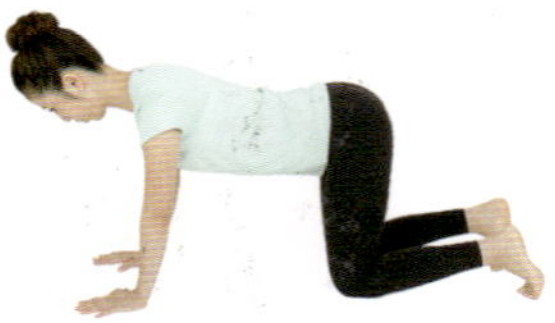

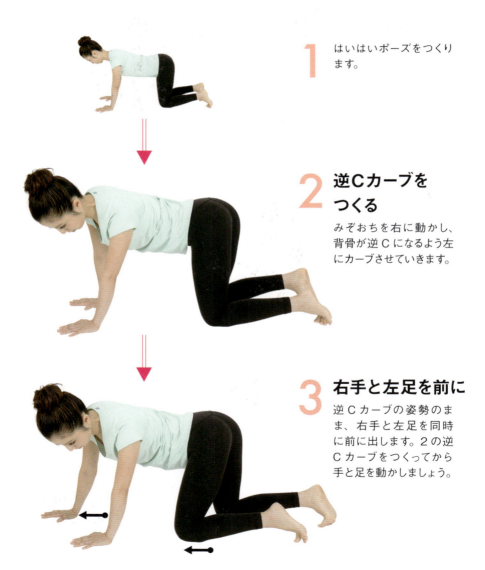

1 はいはいポーズをつくります。

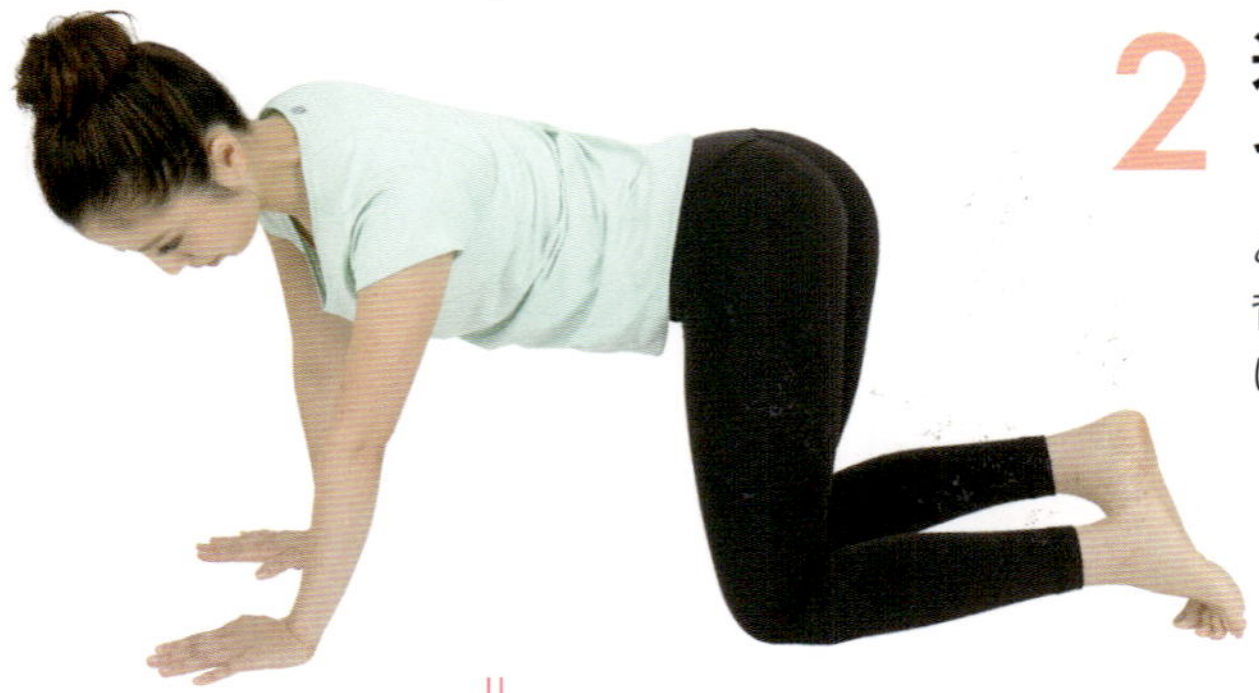

2 逆Cカーブをつくる

みぞおちを右に動かし、背骨が逆Cになるよう左にカーブさせていきます。

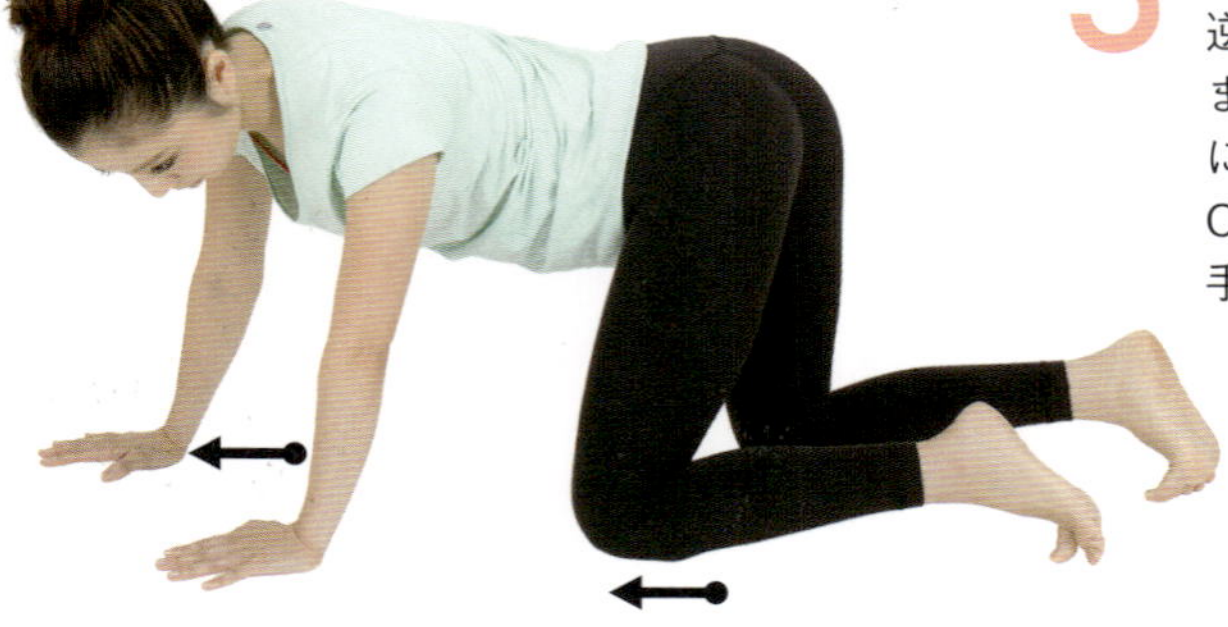

3 右手と左足を前に

逆Cカーブの姿勢のまま、右手と左足を同時に前に出します。2の逆Cカーブをつくってから手と足を動かしましょう。

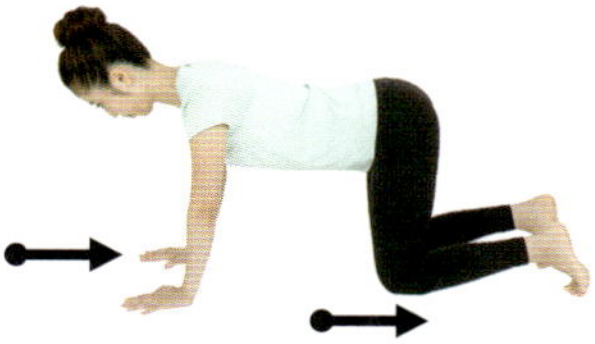

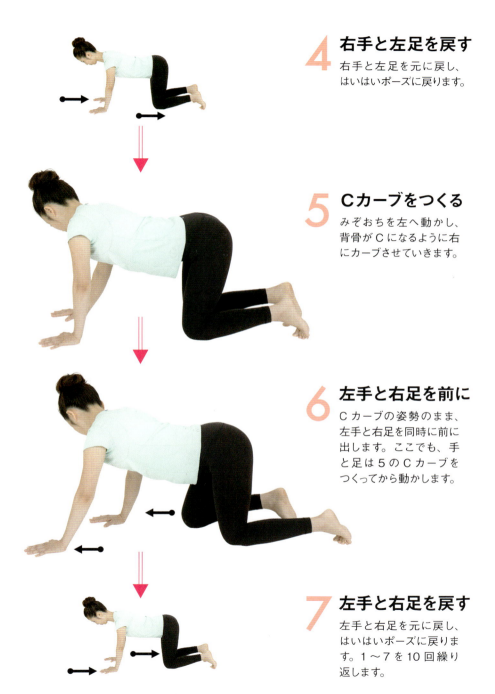

4 右手と左足を戻す

右手と左足を元に戻し、はいはいポーズに戻ります。

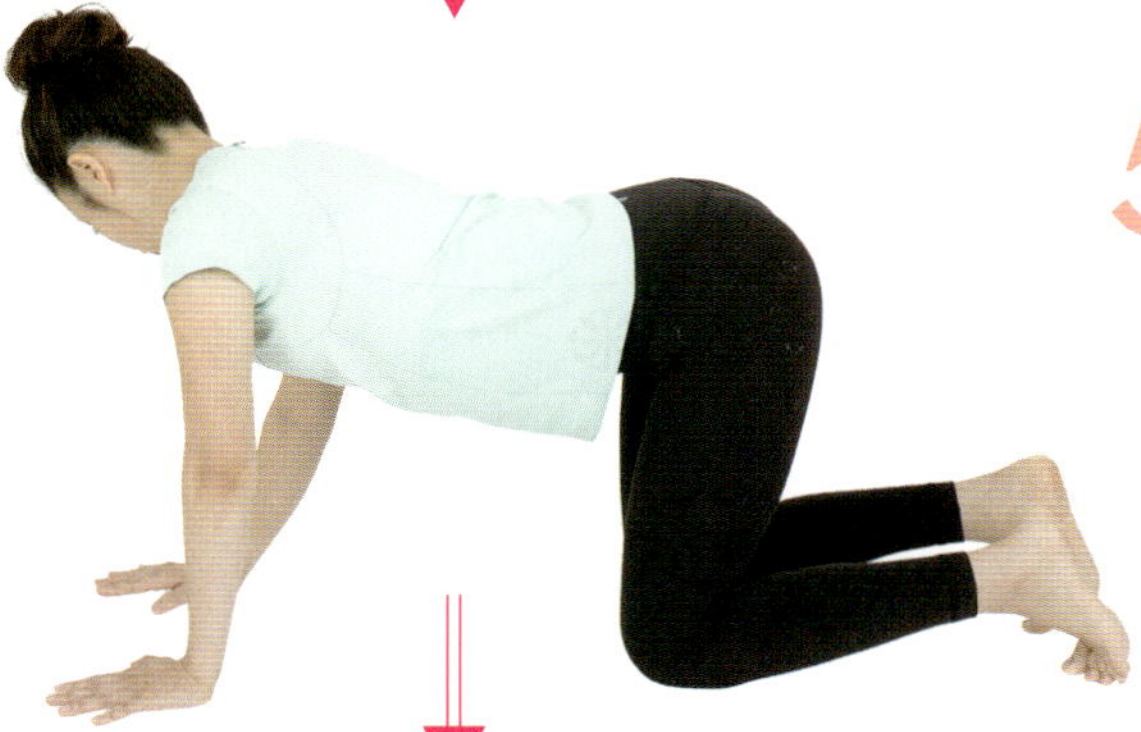

5 Cカーブをつくる

みぞおちを左へ動かし、背骨がCになるように右にカーブさせていきます。

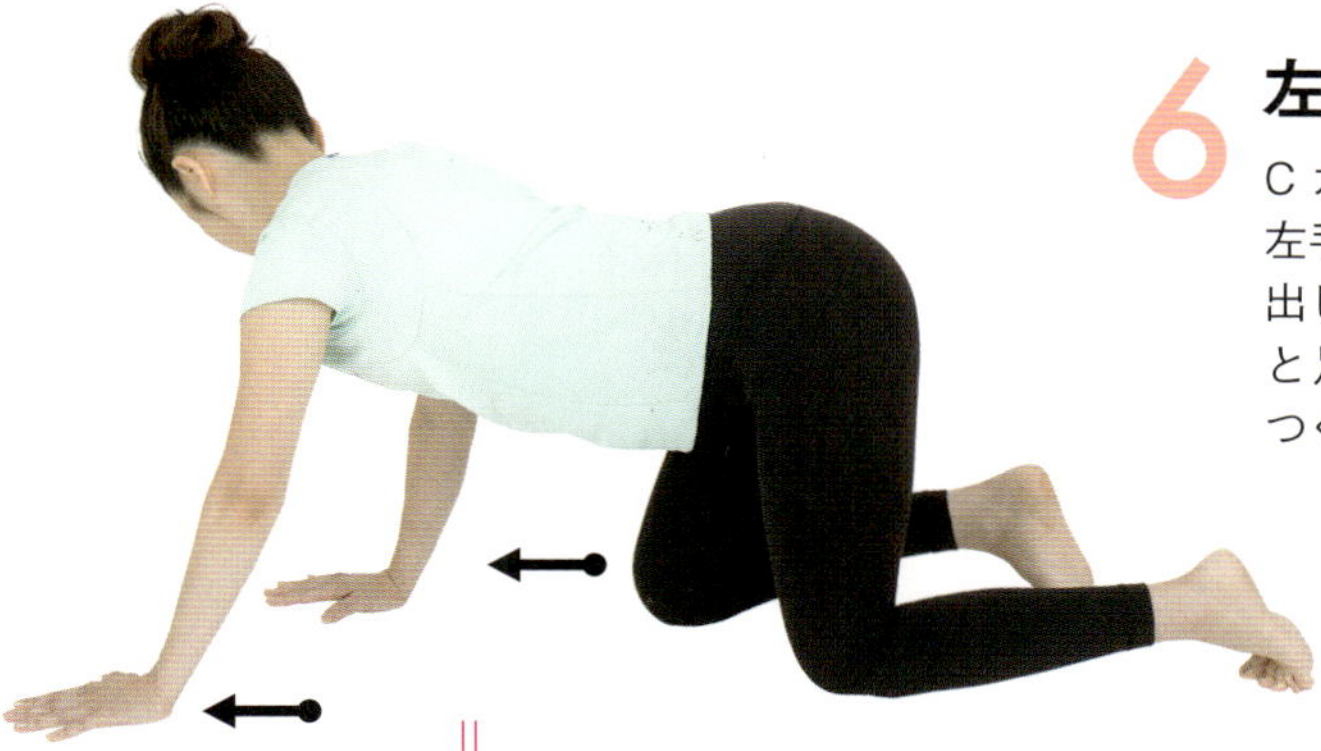

6 左手と右足を前に

Cカーブの姿勢のまま、左手と右足を同時に前に出します。ここでも、手と足は5のCカーブをつくってから動かします。

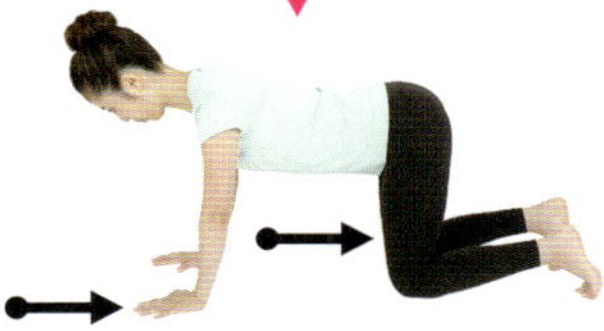

7 左手と右足を戻す

左手と右足を元に戻し、はいはいポーズに戻ります。1～7を10回繰り返します。

ゆる関節ストレッチ

終わりの動作

最後に、前屈で背骨、胸郭、股関節を整えましょう。2週間「ゆる関節ストレッチ」を続けると、この前屈の動きで、関節がゆるくなっていることを実感できるようになります。

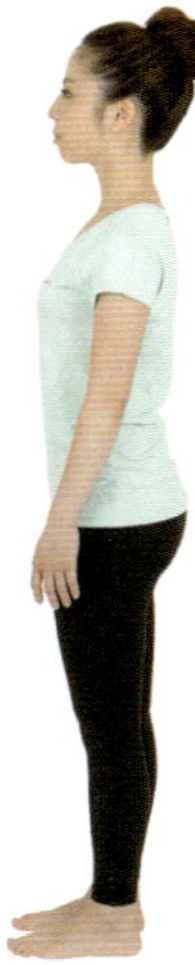

1

足を揃えてまっすぐ立ちます。

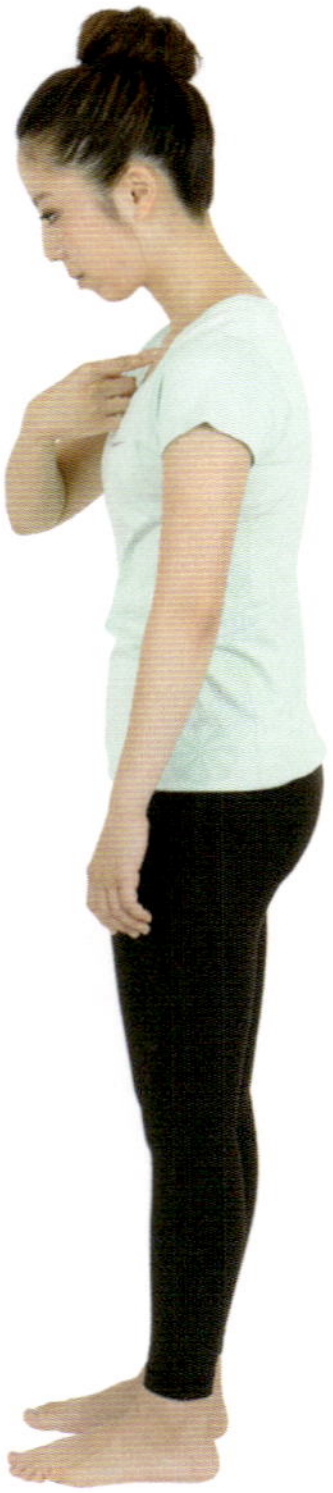

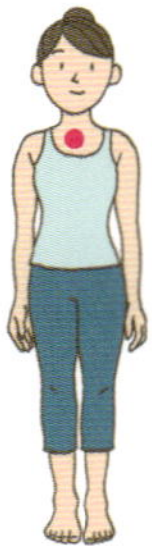

2

右手を鎖骨にあて、鎖骨を押し込むイメージで鎖骨から体を曲げます。頭から動かさないように注意しましょう。

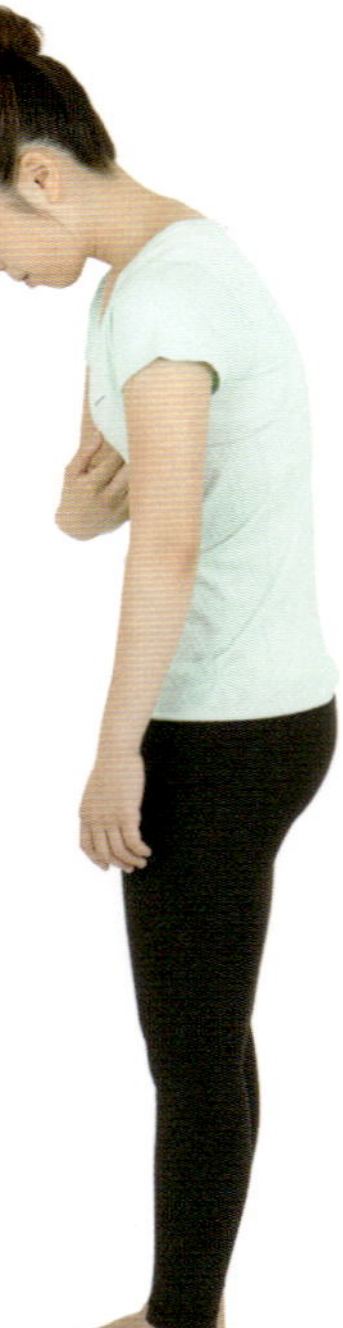

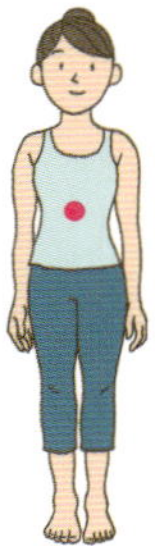

3

右手をみぞおちに移動して、みぞおちから体を曲げていきます。

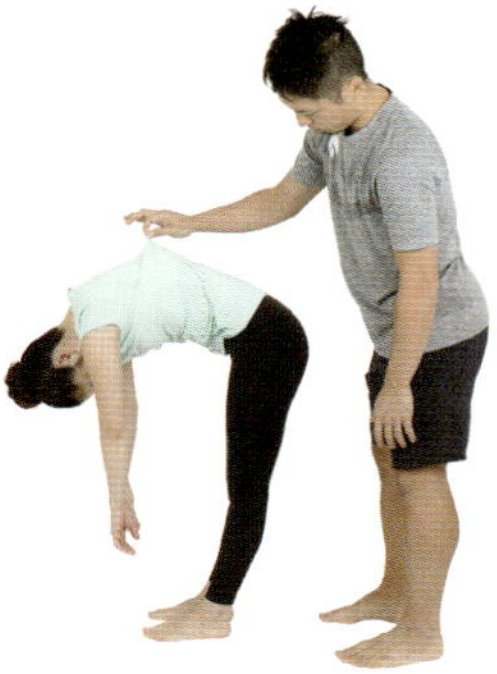

POINT

前屈姿勢から上体を起こすときは、背中の真ん中を引っ張られるような感覚でゆっくり戻しましょう。ガチガチ背骨がやわらかくなると、背骨の一つひとつの骨が骨盤に積み重なっていく感覚がわかるようになります。

6

ゆっくり上体を起こしていきます。２～５で曲げるポイントを押さえるのは、正しく体を曲げるための意識付けなので、慣れてきたら押さえなくてもかまいません。

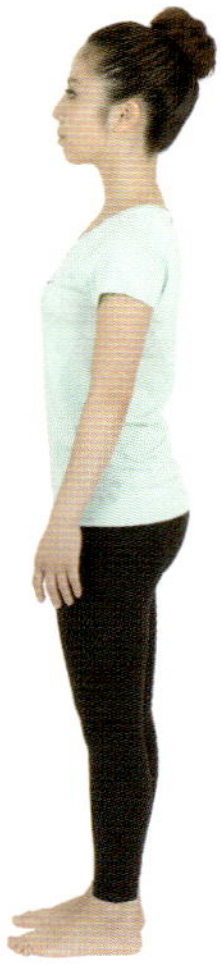

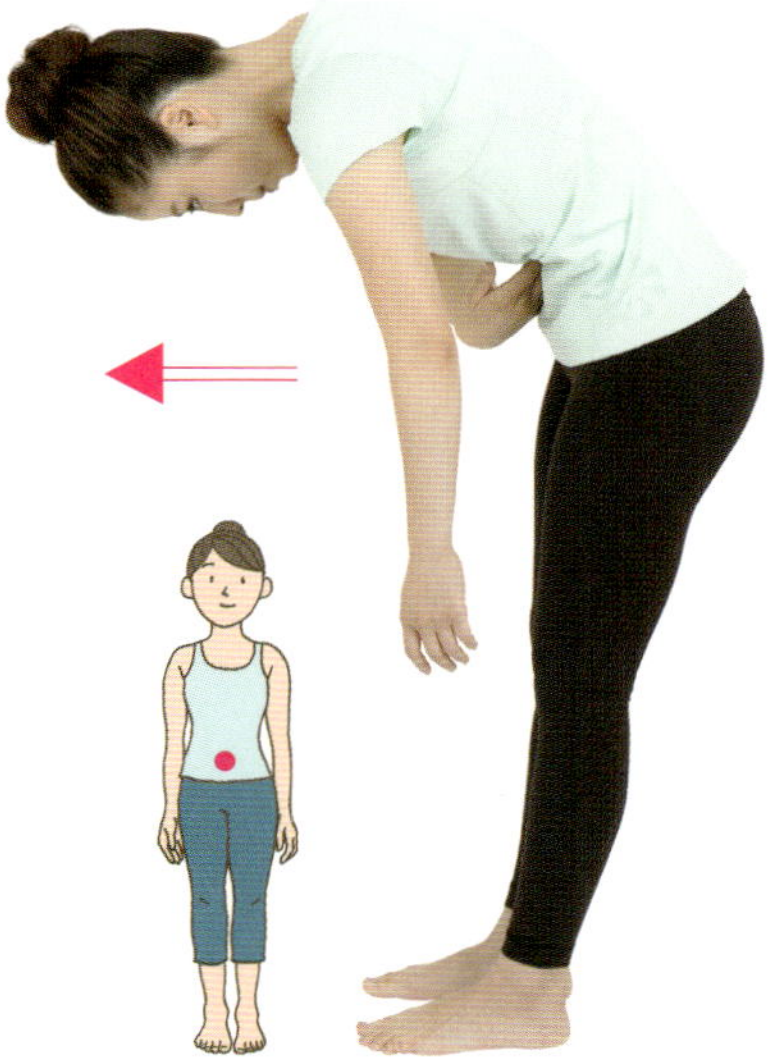

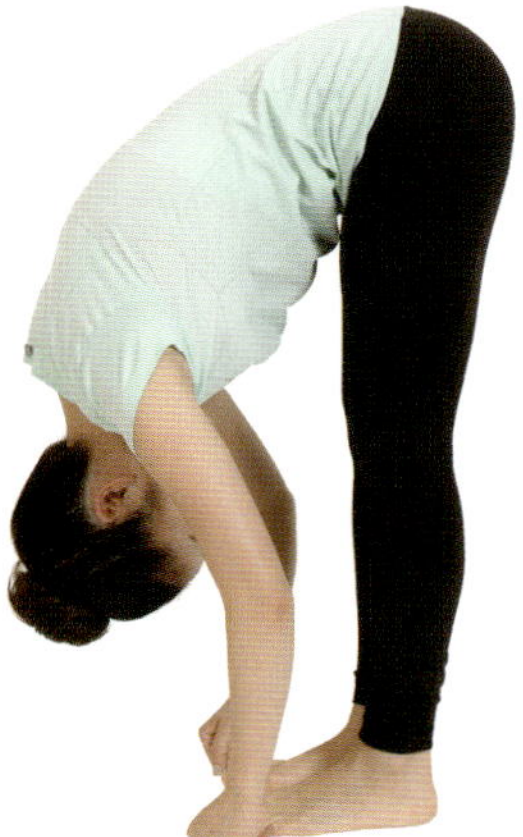

5

上半身を倒して、股関節から前傾します。

4

右手をおへそに移動して、おへそから体を曲げていきます。

【ひざが痛い人のための】

基本の動作

ゆる関節ストレッチ

ひざが痛くてはいはいポーズをつくれない方は、イスに座ったり寝た状態で「ゆる関節ストレッチ」を行いましょう。座ったり寝た状態でも、同様の効果が得られます。

1 ［座ったままで］背骨を丸める

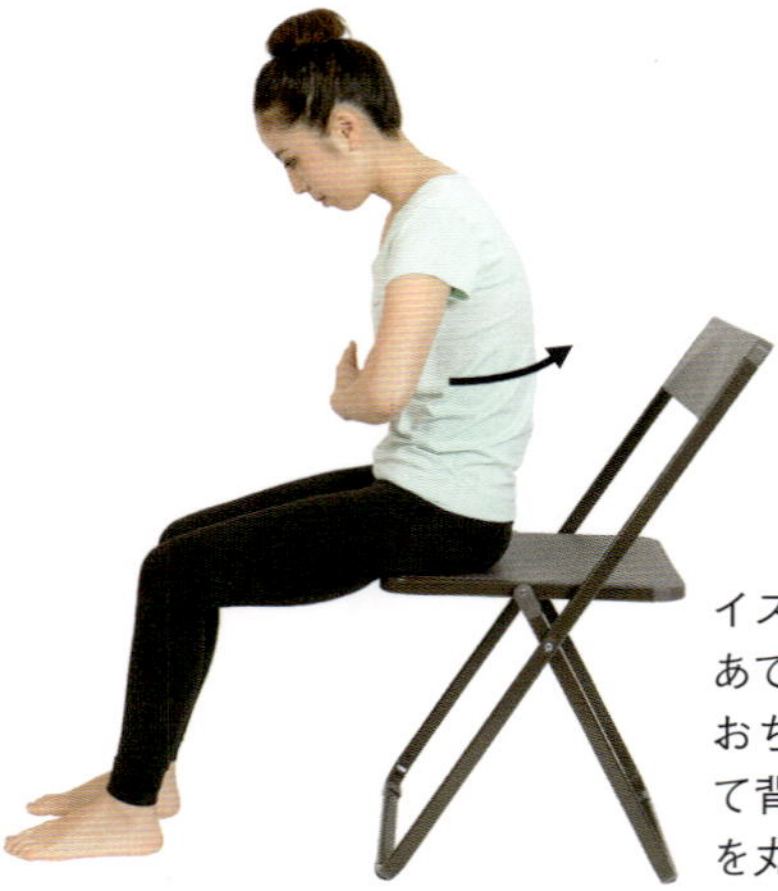

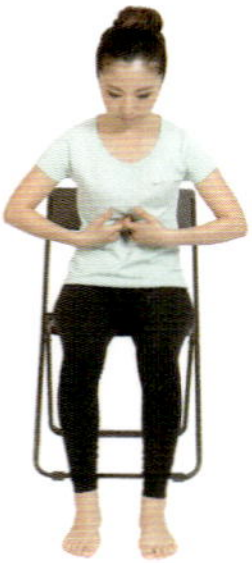

イスに座り、みぞおちに両手をあてます。息を吐きながら、みぞおちを内側に引き込み4秒かけて背骨をゆっくり丸めます。背骨を丸めた姿勢を2秒キープしたら、元の姿勢に戻します。3回繰り返します。

2 ［座ったままで］背骨を反らす

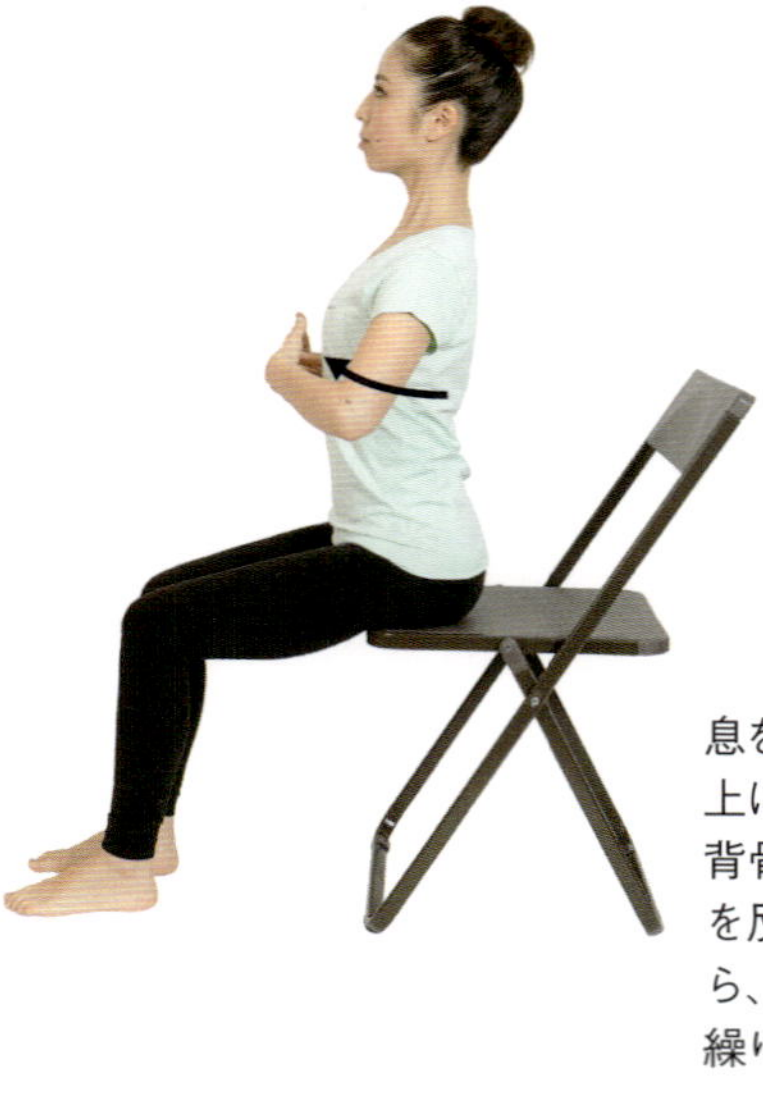

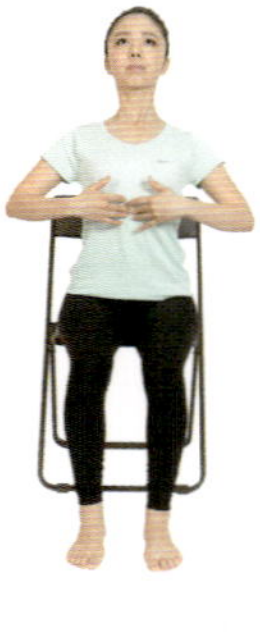

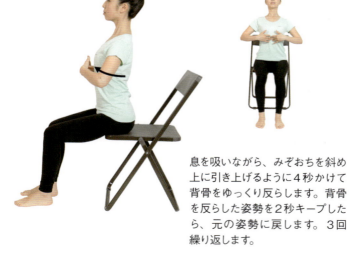

息を吸いながら、みぞおちを斜め上に引き上げるように4秒かけて背骨をゆっくり反らします。背骨を反らした姿勢を2秒キープしたら、元の姿勢に戻します。3回繰り返します。

3 ［座ったままで］背骨を左に逆Ｃカーブ

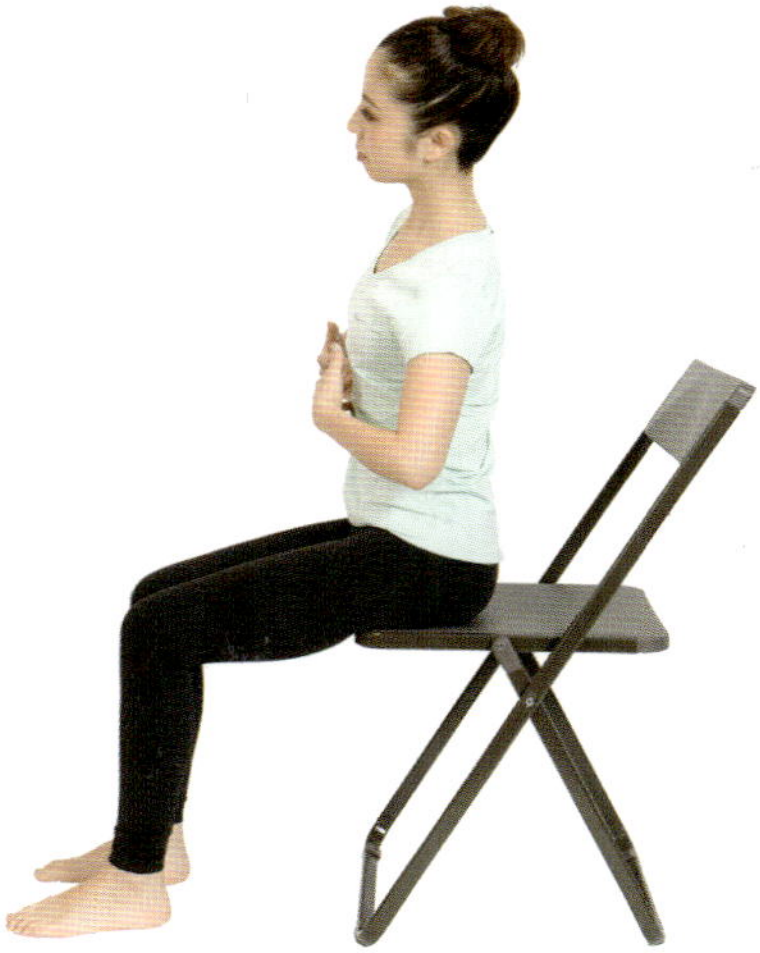

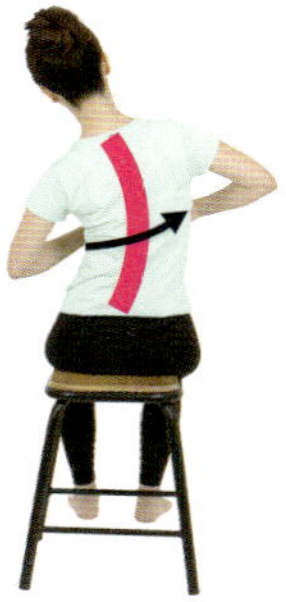

息を吐きながら、背骨で逆Ｃの文字を描くように、みぞおちを右に動かし、４秒かけてゆっくり左にカーブさせます。その姿勢を２秒キープしたら、息を吸いながら元の姿勢に戻します。3回繰り返します。

4 ［座ったままで］背骨を右にＣカーブ

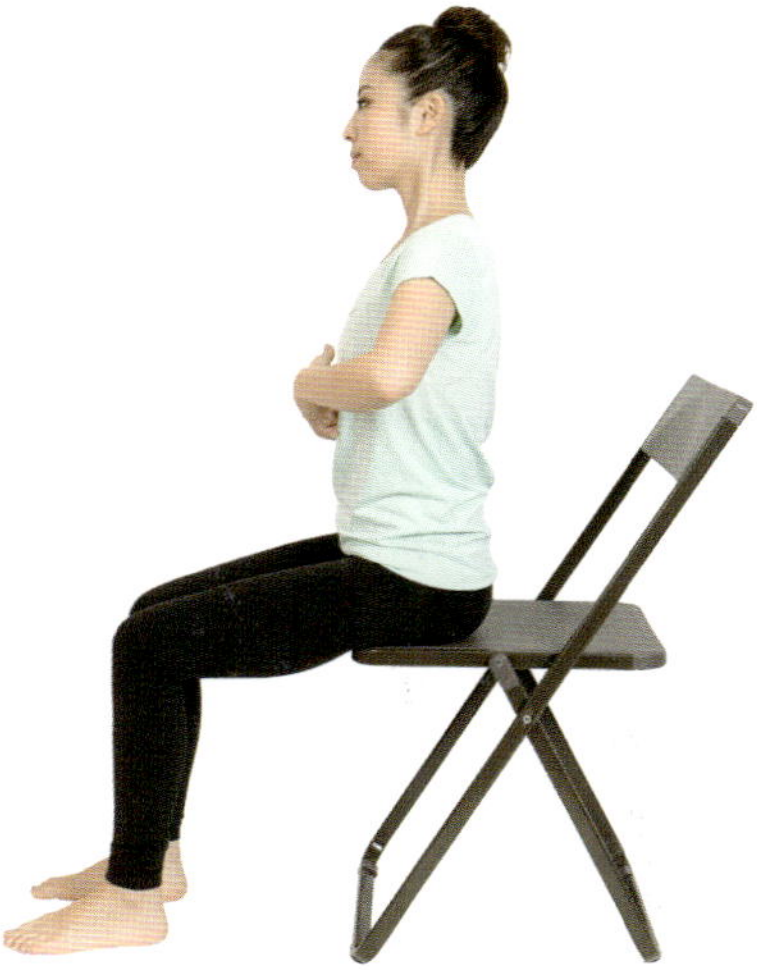

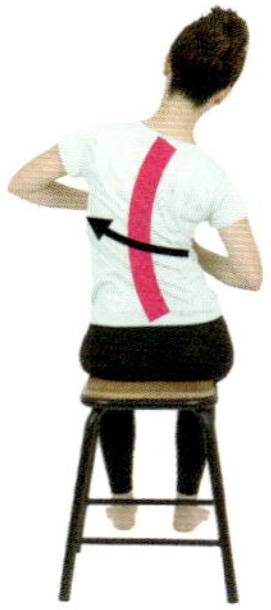

息を吐きながら、背骨でＣの文字を描くように、みぞおちを左に動かし、背骨を4秒かけてゆっくり右にカーブさせます。その姿勢を2秒キープしたら、息を吸いながら元の姿勢に戻します。3回繰り返します。

5 ［座ったままで］ 8秒かけて背骨回し

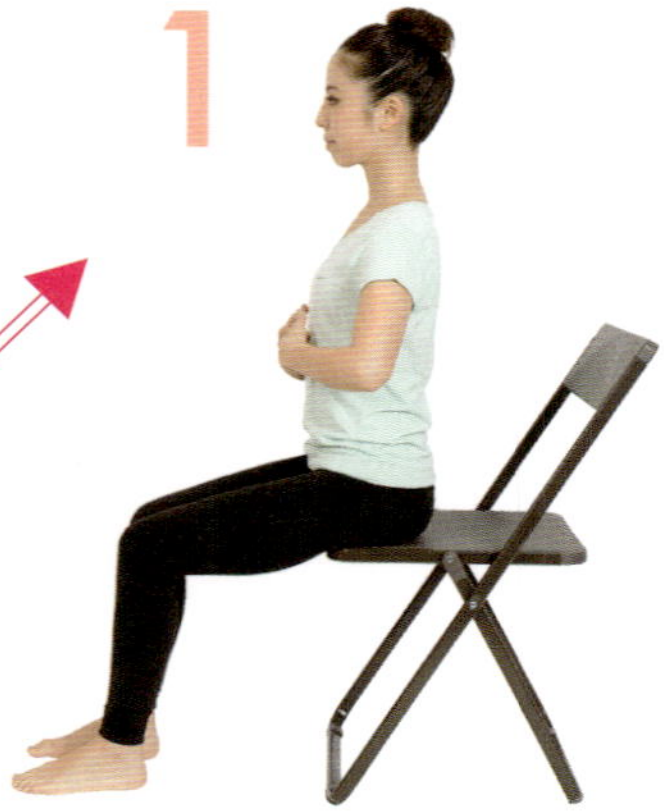

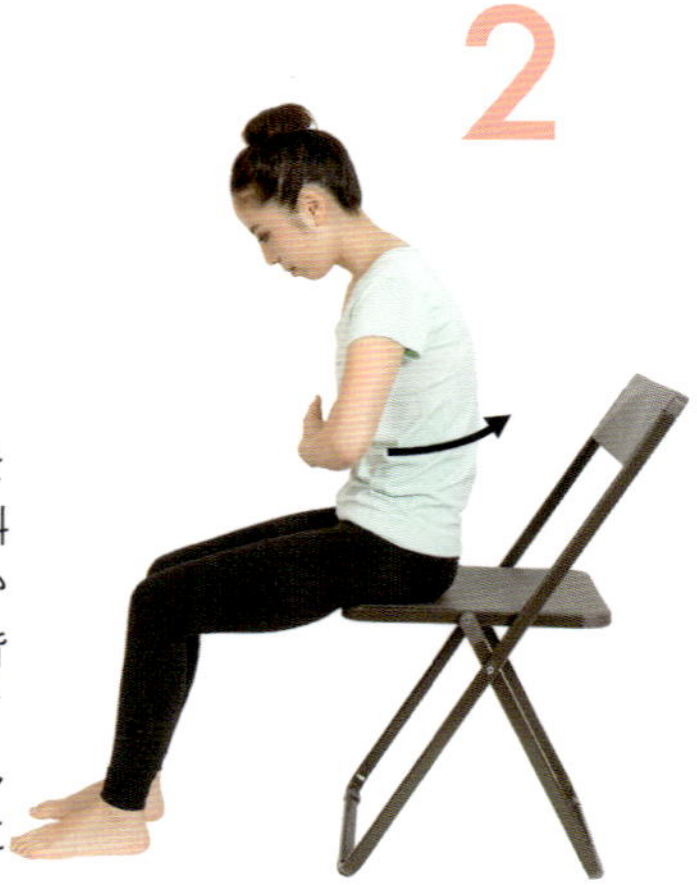

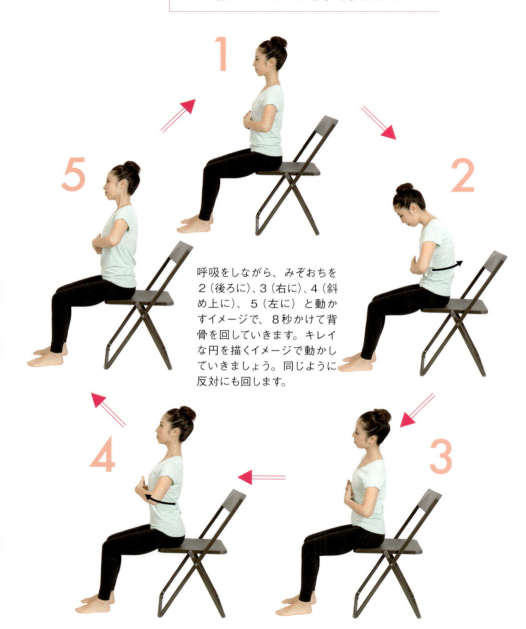

呼吸をしながら、みぞおちを2（後ろに）、3（右に）、4（斜め上に）、5（左に）と動かすイメージで、8秒かけて背骨を回していきます。キレイな円を描くイメージで動かしていきましょう。同じように反対にも回します。

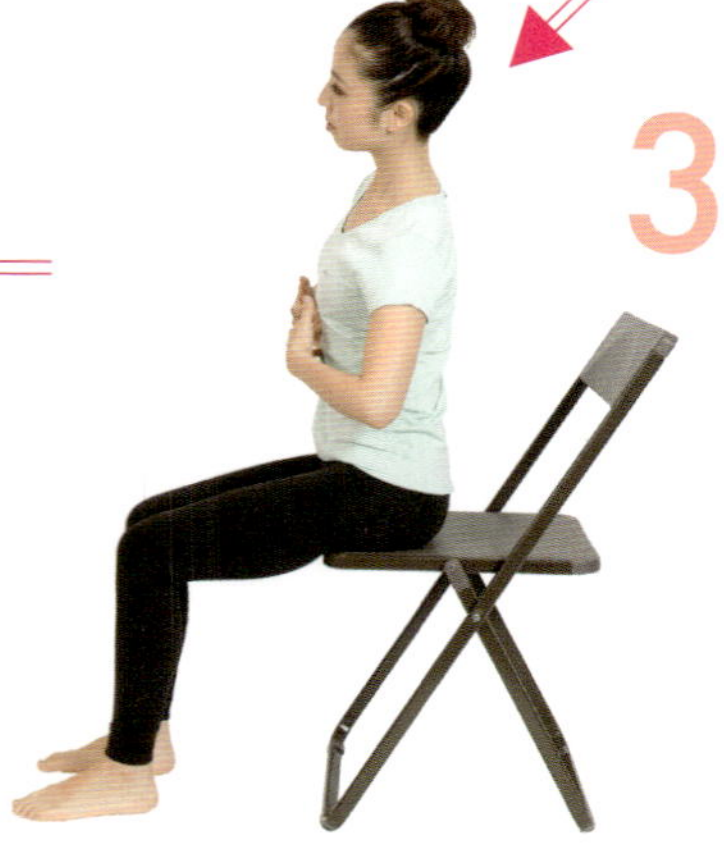

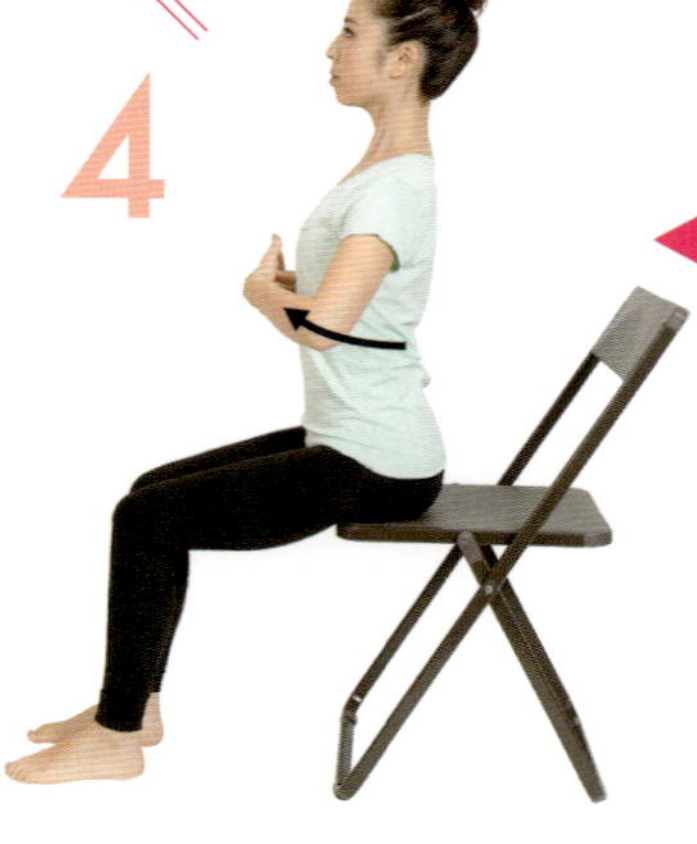

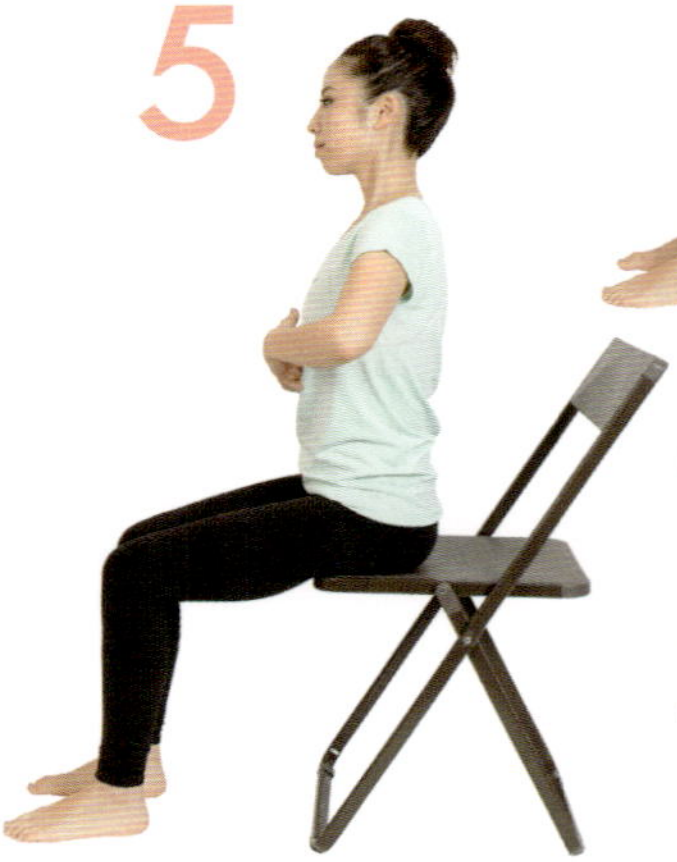

6 ［寝たままで］トカゲイモリ体操

1

両足をそろえて伸ばして仰向けになります。両腕は横にのばして、ひじを 90 度に曲げます。

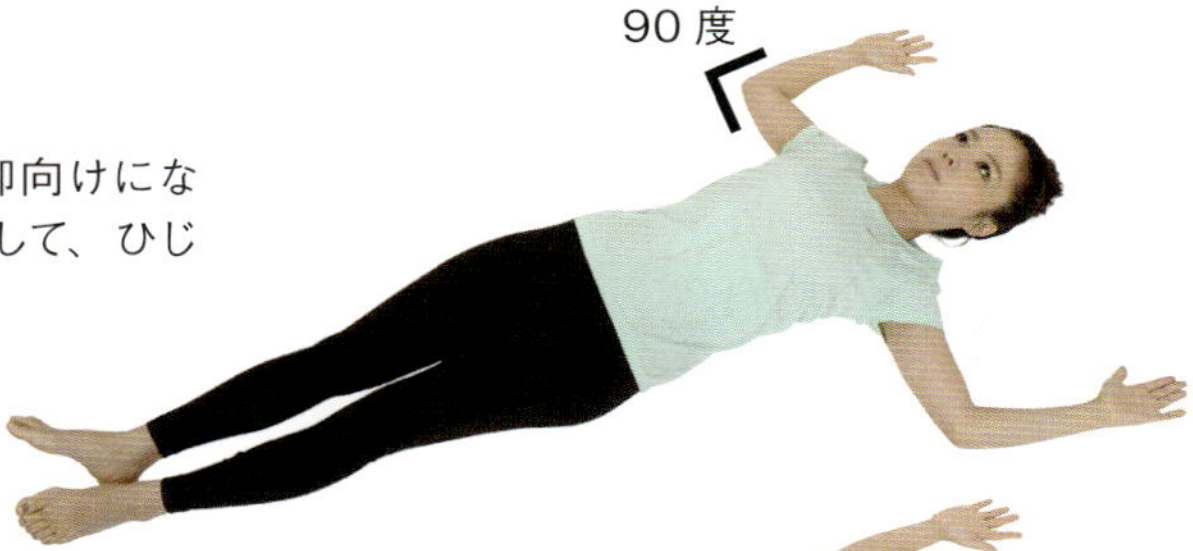

2

逆 C を描くように背骨を左へカーブさせ、左ひざと左ひじを近づけます。

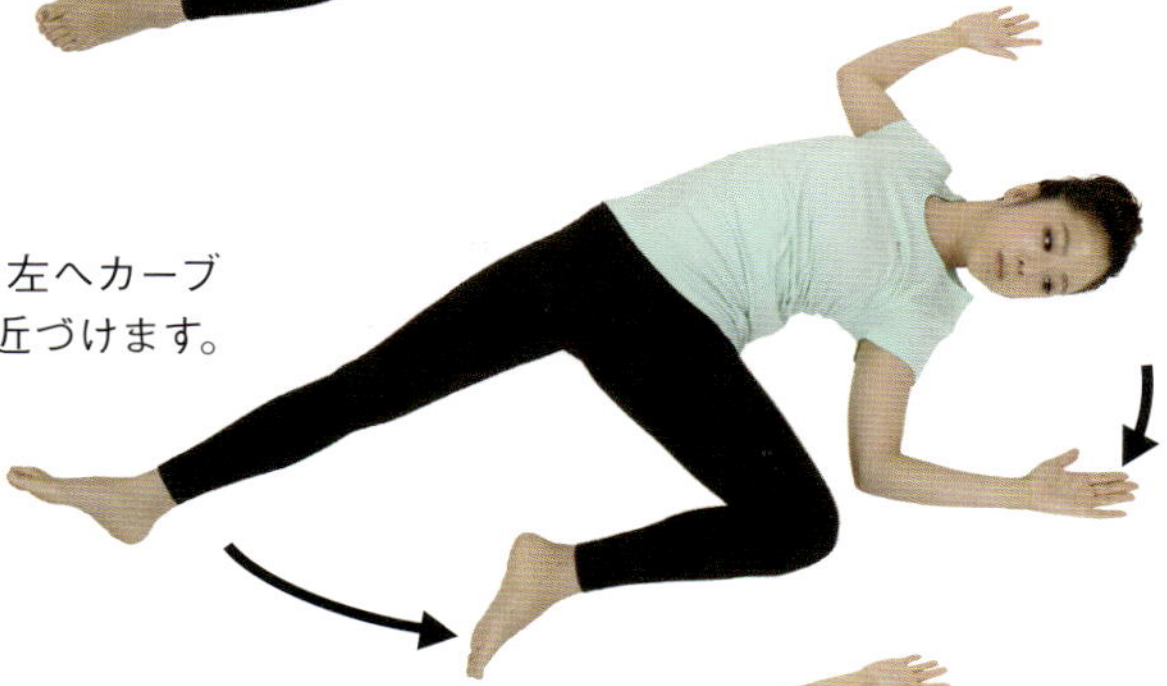

3

1 の姿勢に戻します。

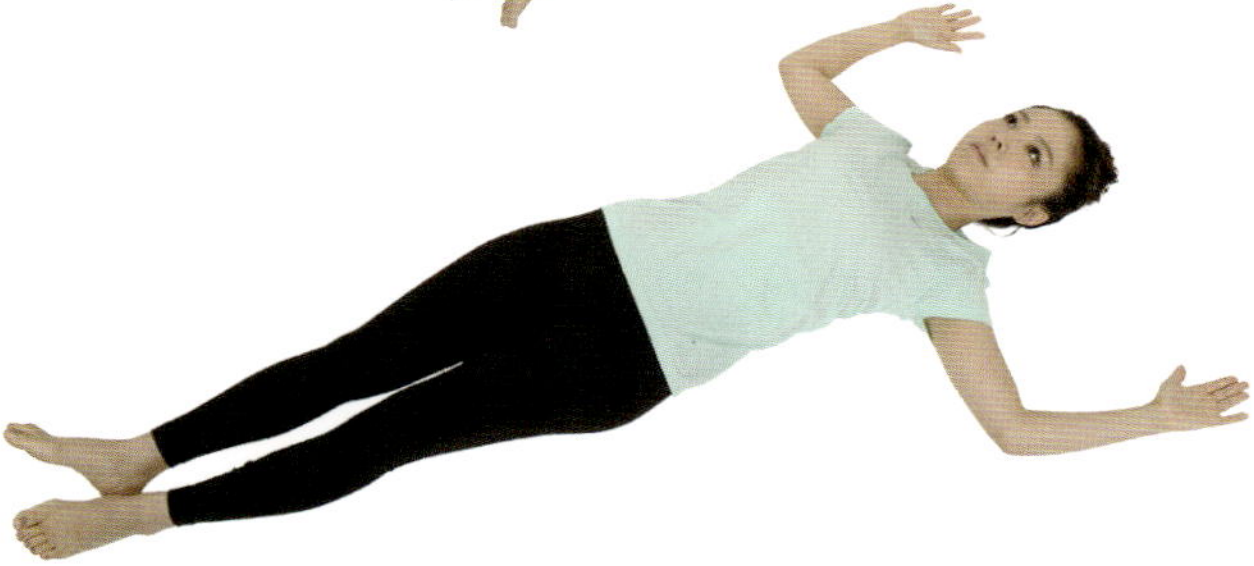

4

C を描くように背骨を右へカーブさせ、右ひざと右ひじを近づけます。
1～4の動作を
10 回繰り返します。

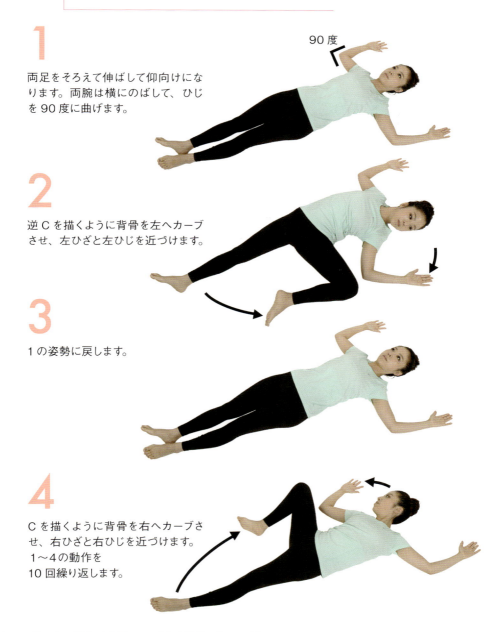

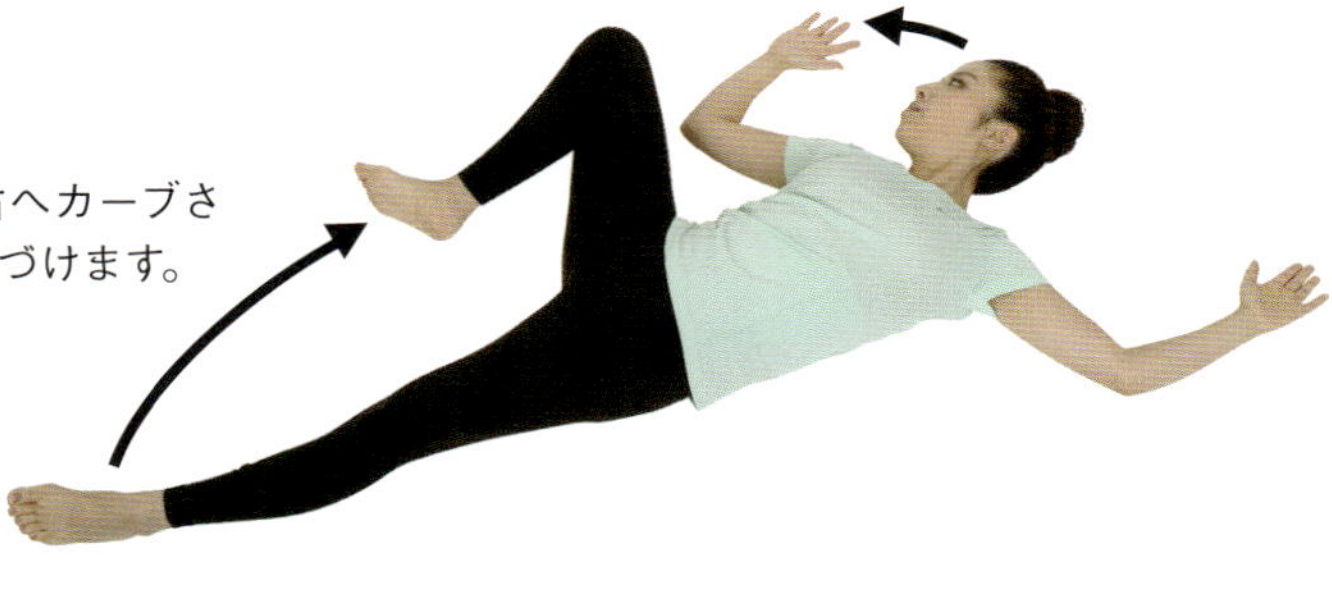

【体がかたい人にオススメ】

もっとゆるめる動作

ゆる関節ストレッチ

「ガチガチ度チェック」で、かなり体がかたかった方は、もっとゆるめる「ゆる関節ストレッチ」も、やってみましょう。

背骨と胸郭をもっとゆるめる

はいはいポーズから背骨と胸郭をもっとゆるめるストレッチです。基本動作に加えて行うと、ガチガチ関節をよりやわらかくすることができます。

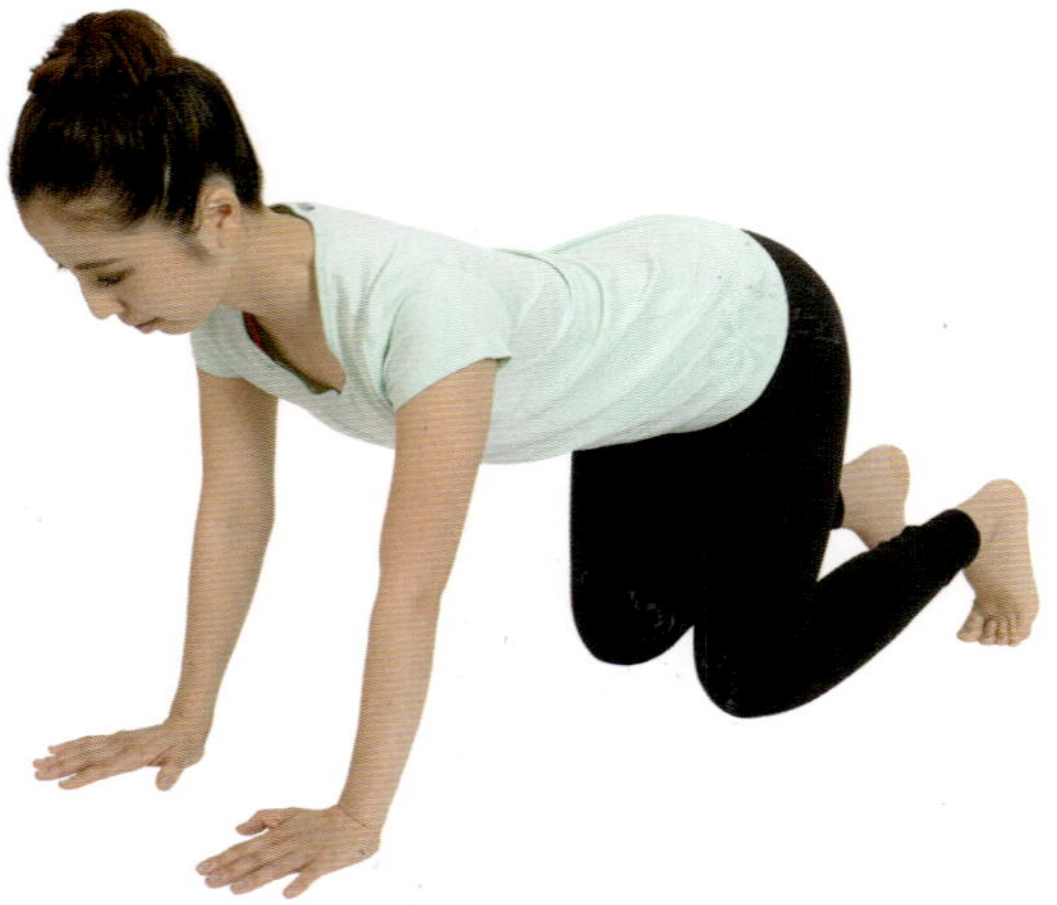

1 はいはいポーズをつくります。頭、手やひざの位置、背中に気をつけて正しい姿勢をつくりましょう。

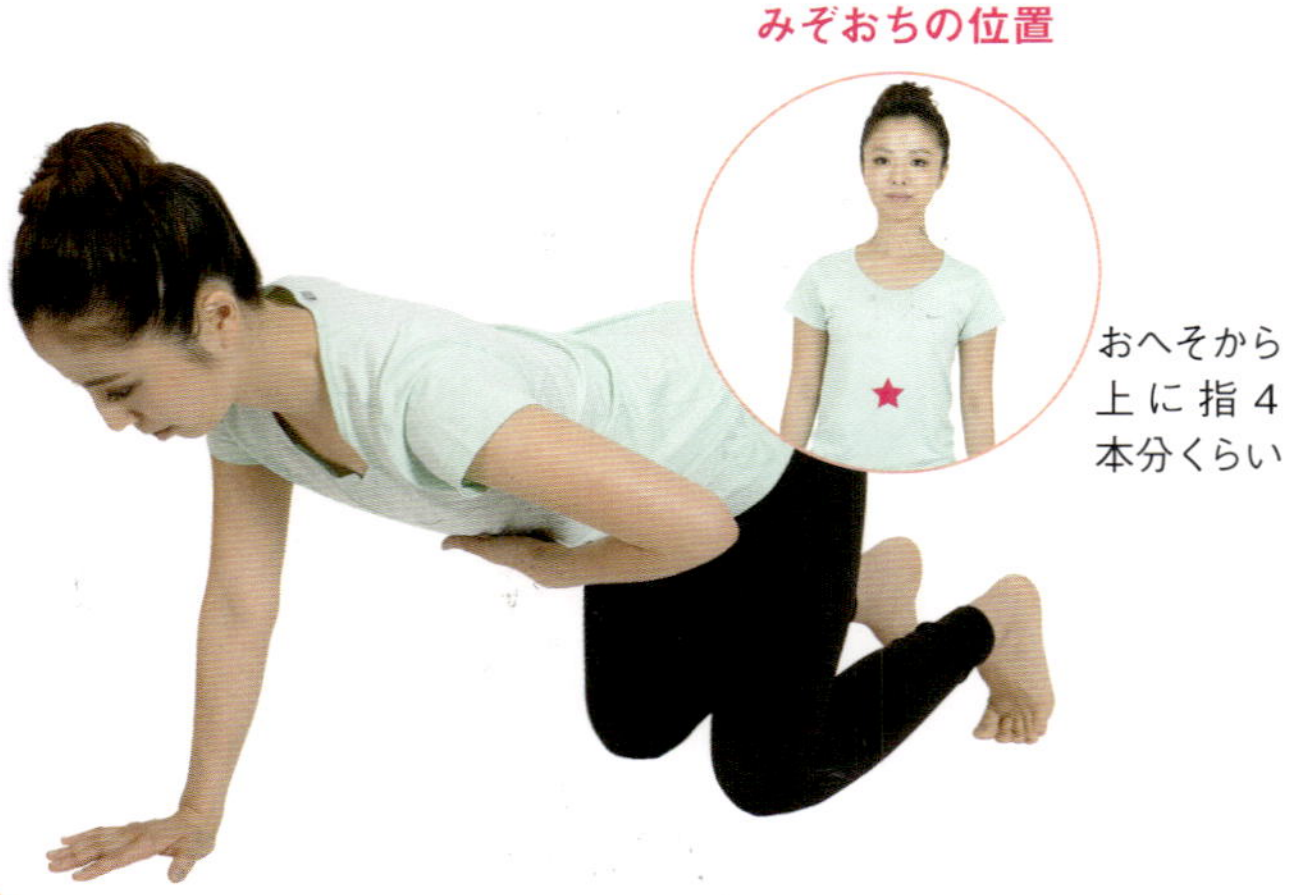
みぞおちの位置
おへそから上に指4本分くらい

2 左手をみぞおちの位置にあてます。

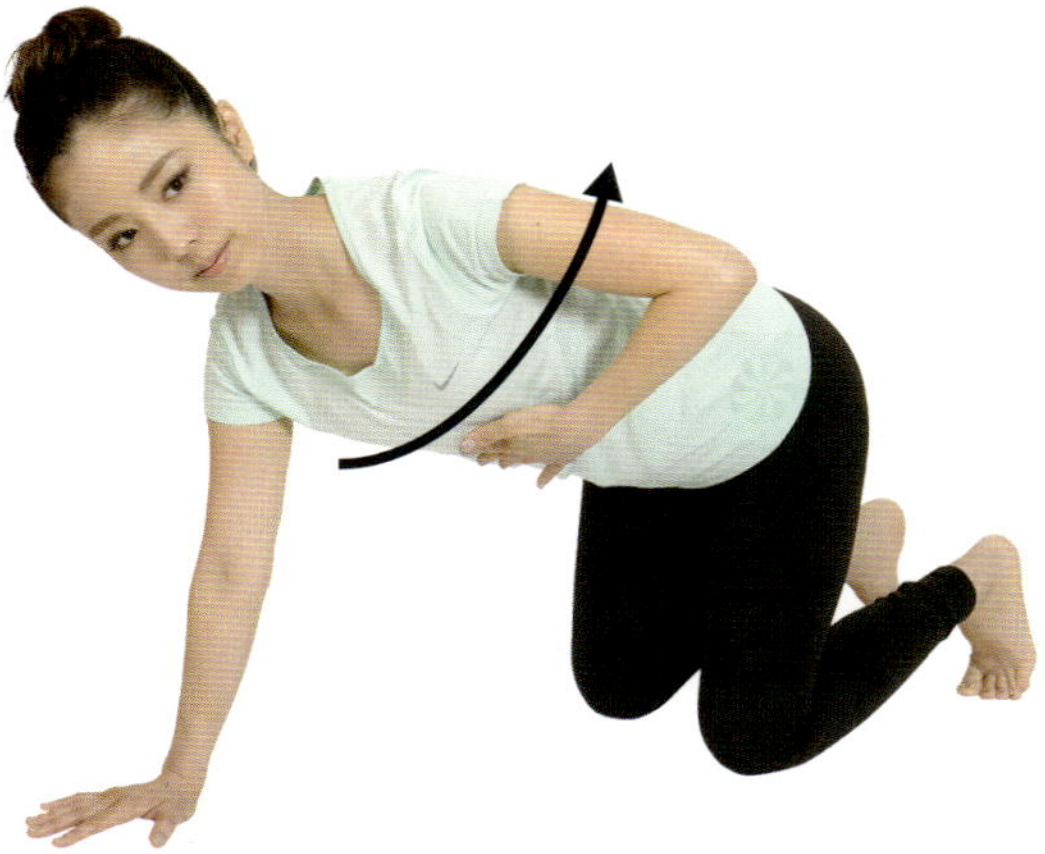

3 左手をみぞおちにあてたまま、みぞおちを中心にして背骨を左にひねります。8回くらい繰り返しましょう。このとき、頭から動かすのではなく、背骨から動かすように注意しましょう。

逆側も同じように行う

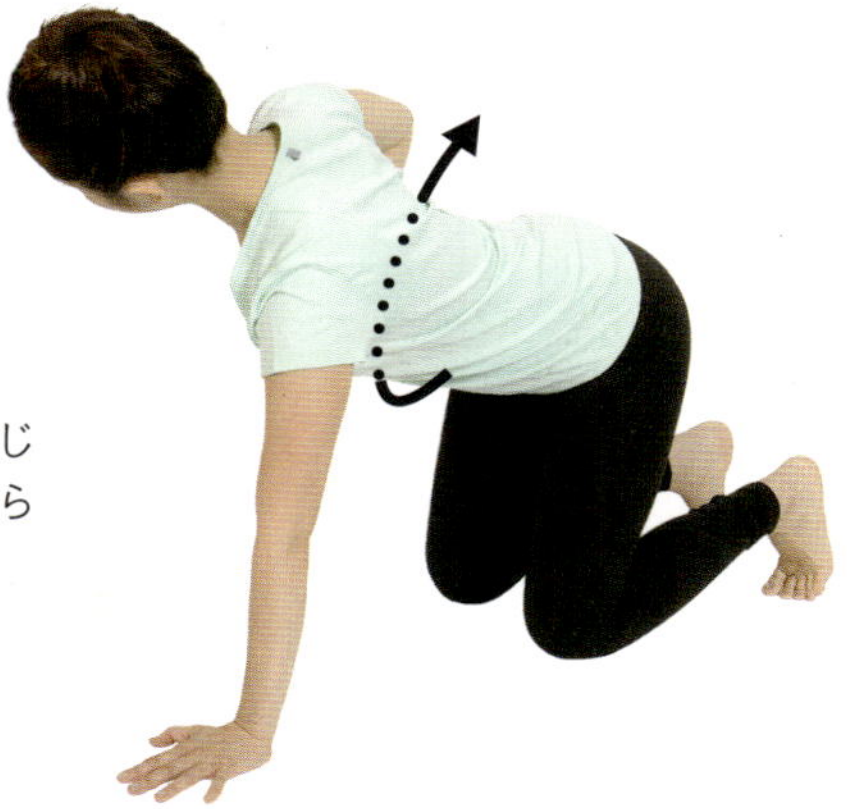

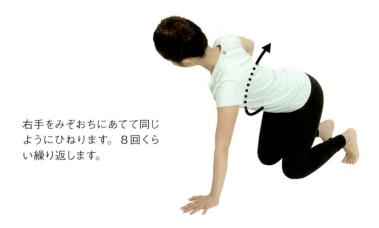

右手をみぞおちにあてて同じようにひねります。8回くらい繰り返します。

●ひざが痛い人のためのもっとゆるめる動作●

体がかたいけれど、ひざが痛くて、はいはいポーズをつくれない方は、床に寝た状態で背骨や胸郭をストレッチしましょう。

1

体の右側を下にして横向きに寝ます。下側の足はのばしたまま、上側の足はひざを曲げます。両腕をのばし、手のひら同士が重なるようにします。

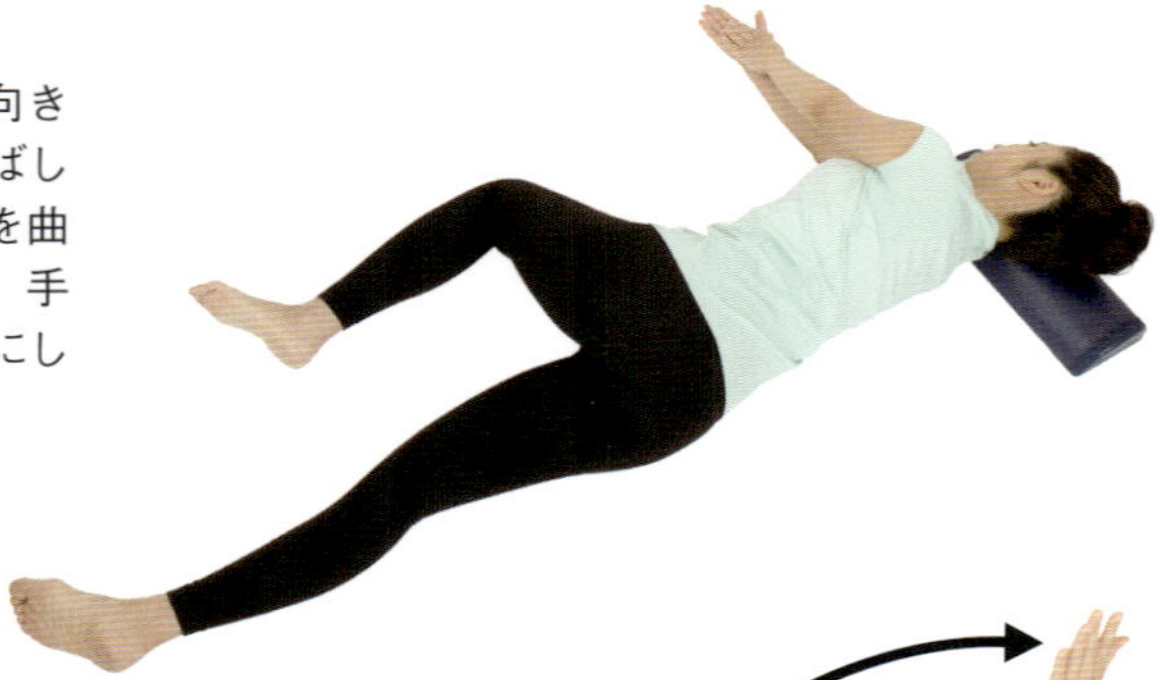

2

両足、右腕はそのままの状態をキープし、左腕を手の甲側から天井側に開いていきます。

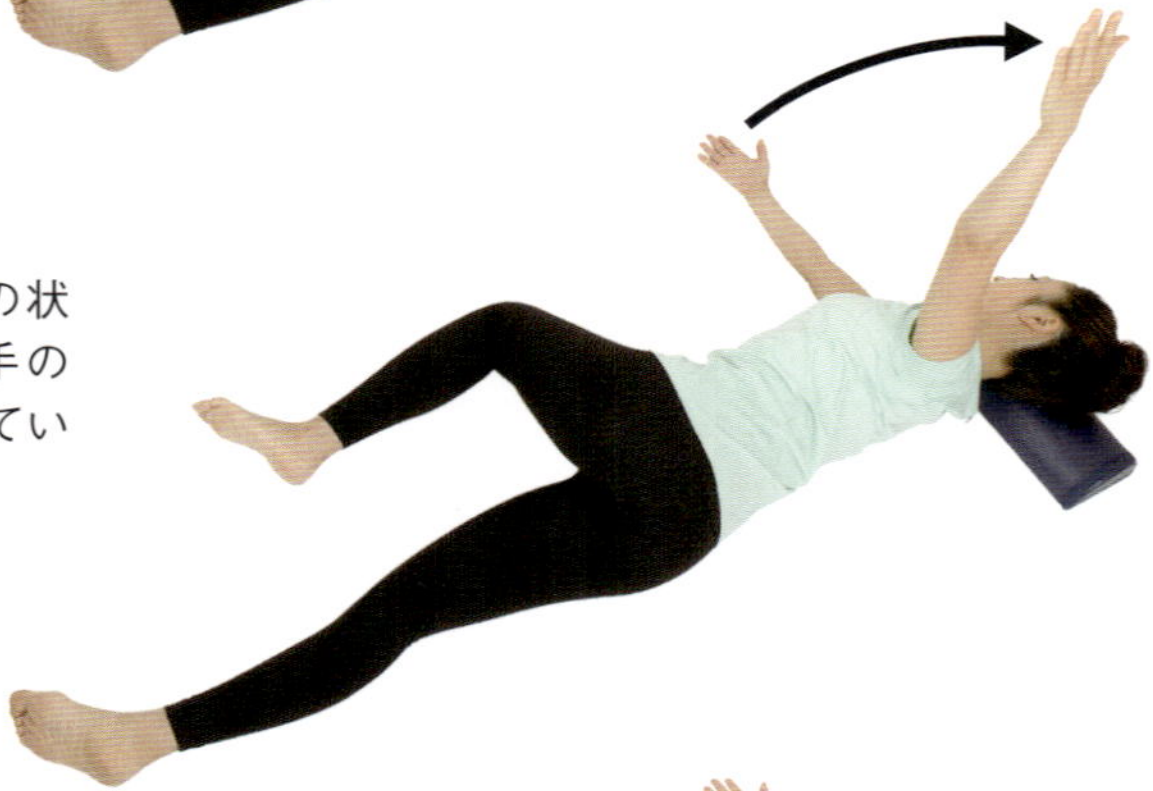

3

両足、右腕はそのままの状態をキープしたまま、背骨を左にひねり、左腕をできるところまでゆっくり開きます。10～15秒キープしてから1の姿勢に戻ります。

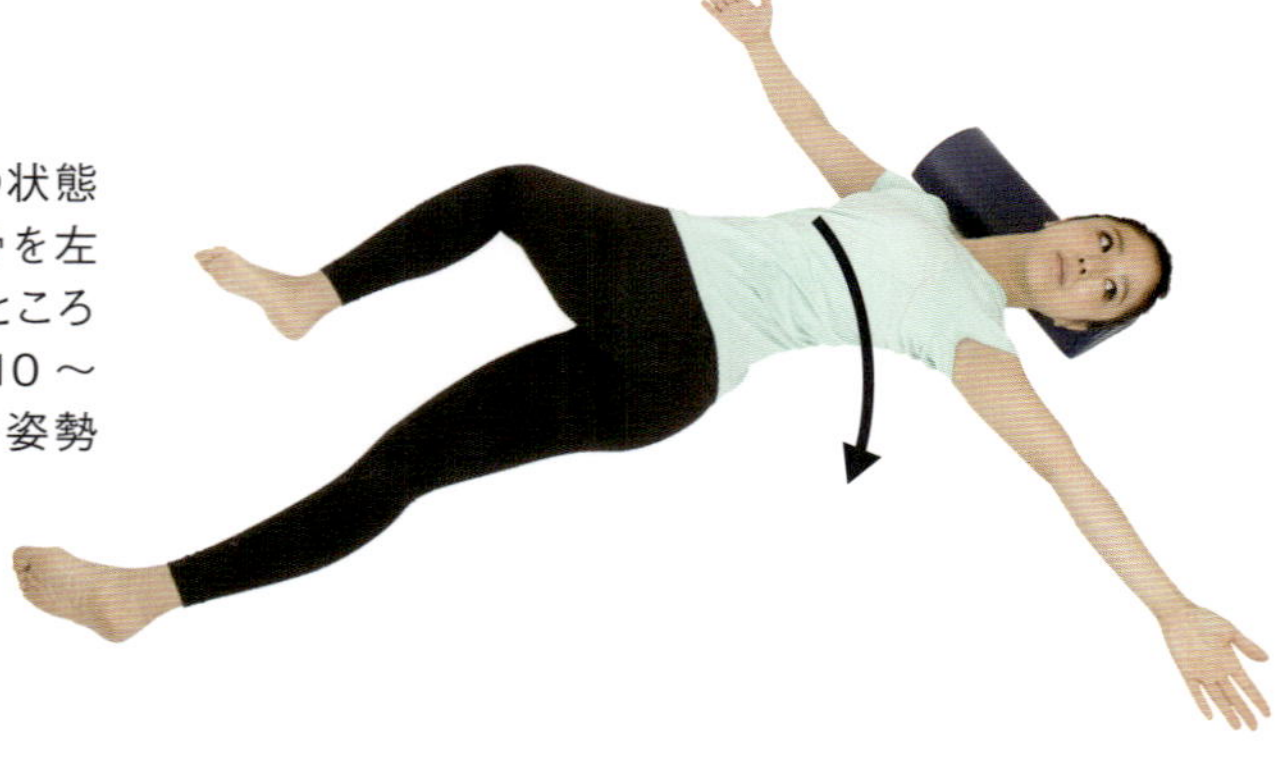

4

次に体の左側を下にして横向きに寝て、1と同じ姿勢をつくります。

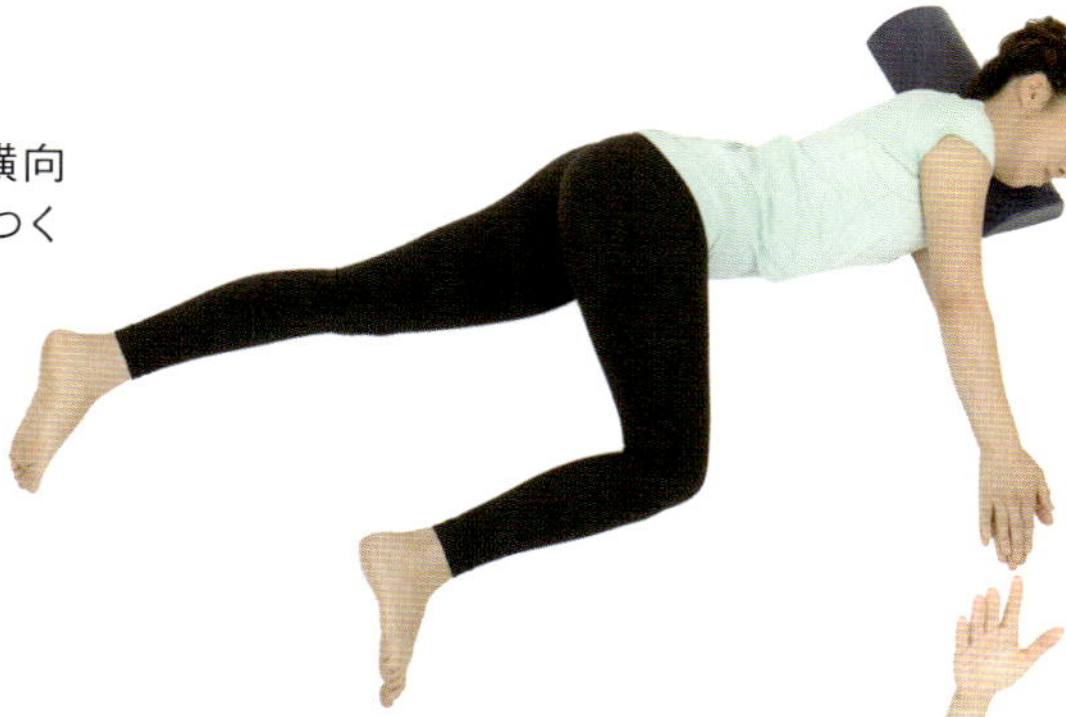

5

両足、左腕はそのままの状態をキープし、右腕を手の甲側から天井側に開いていきます。

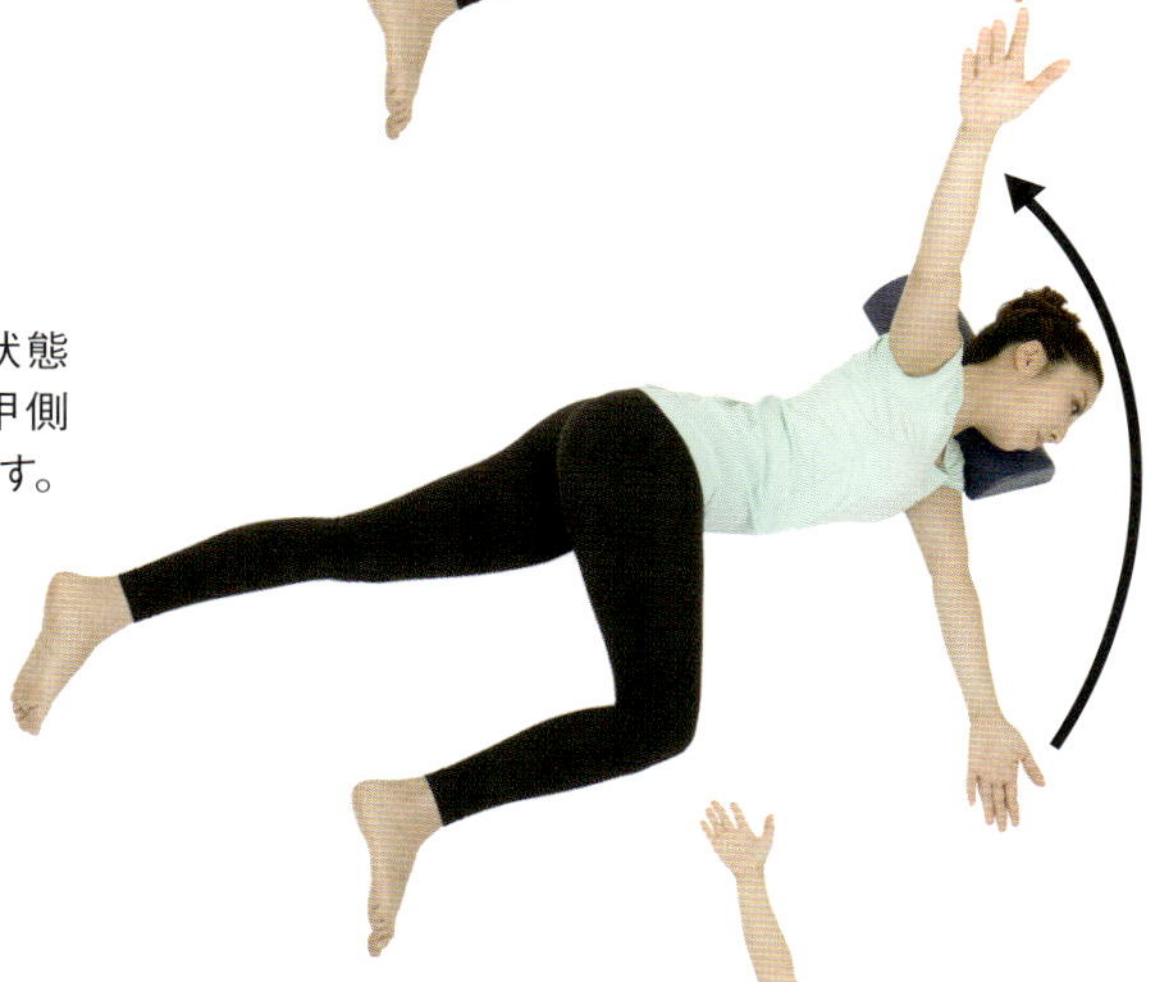

6

両足、左腕はそのままの状態をキープしたまま、背骨を右にひねり、右腕をできるところまでゆっくり開きます。10～15秒キープしてから4の姿勢に戻ります。

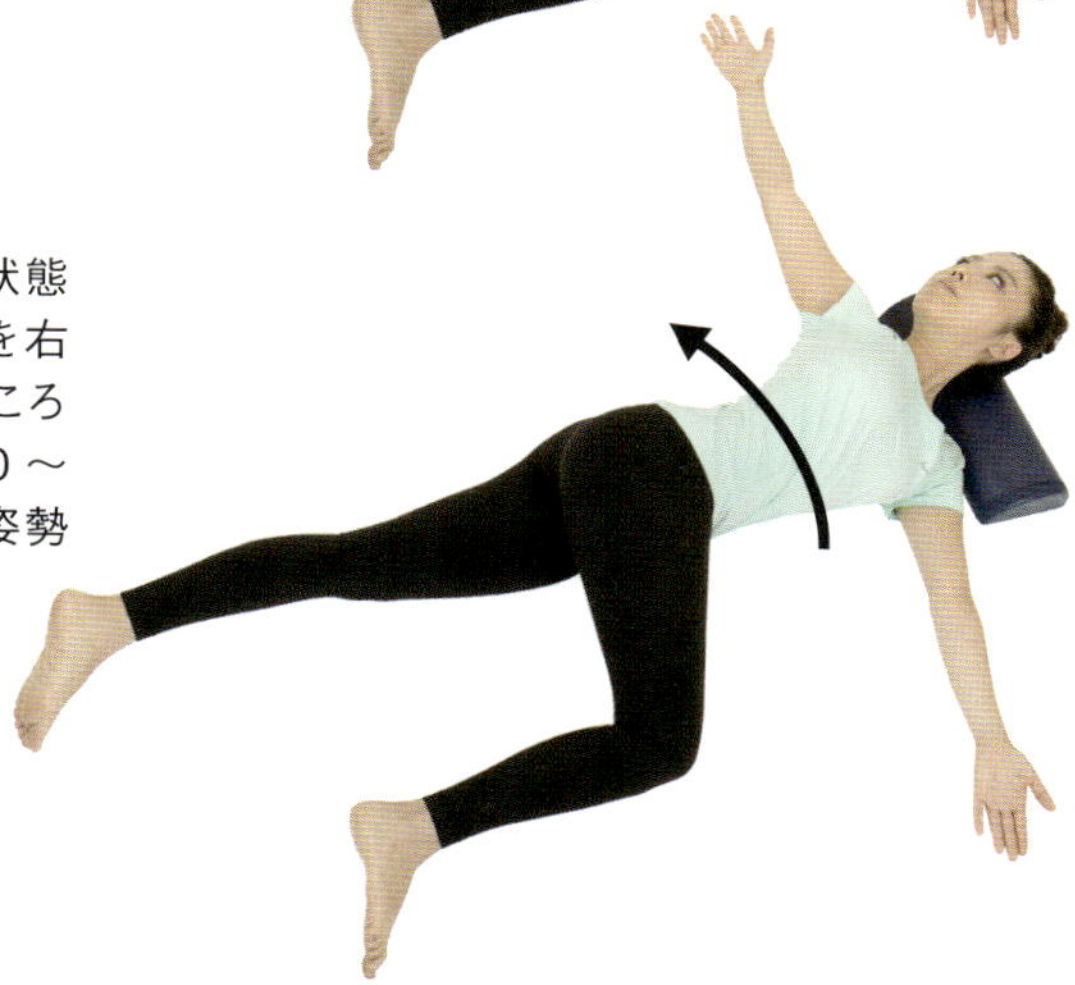

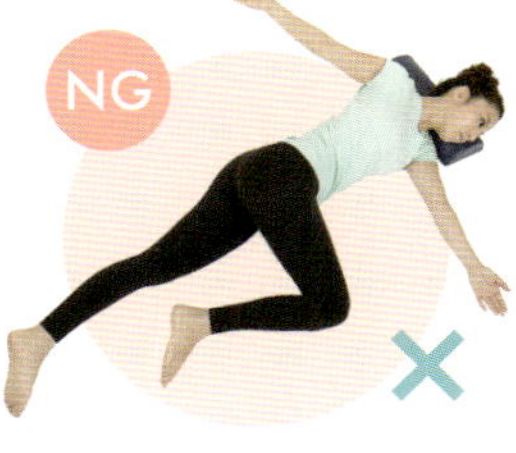

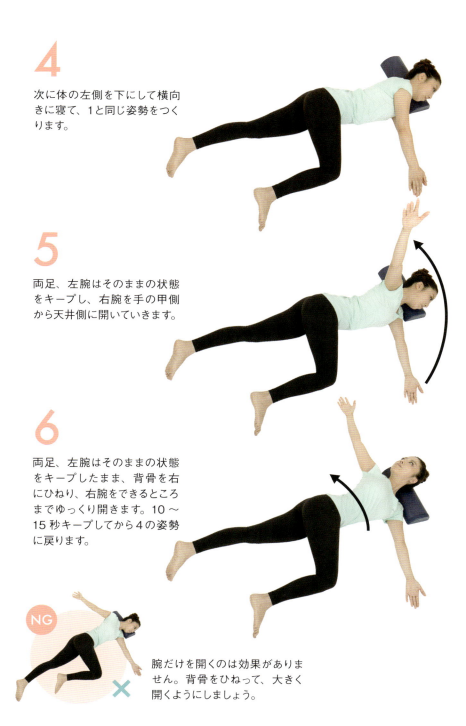

腕だけを開くのは効果がありません。背骨をひねって、大きく開くようにしましょう。

2 股関節をもっとゆるめる

はいはいポーズから発展させた動作で股関節をゆるめるオプションです。基本動作に加えて行うと、ガチガチ股関節がどんどんやわらかくなります。

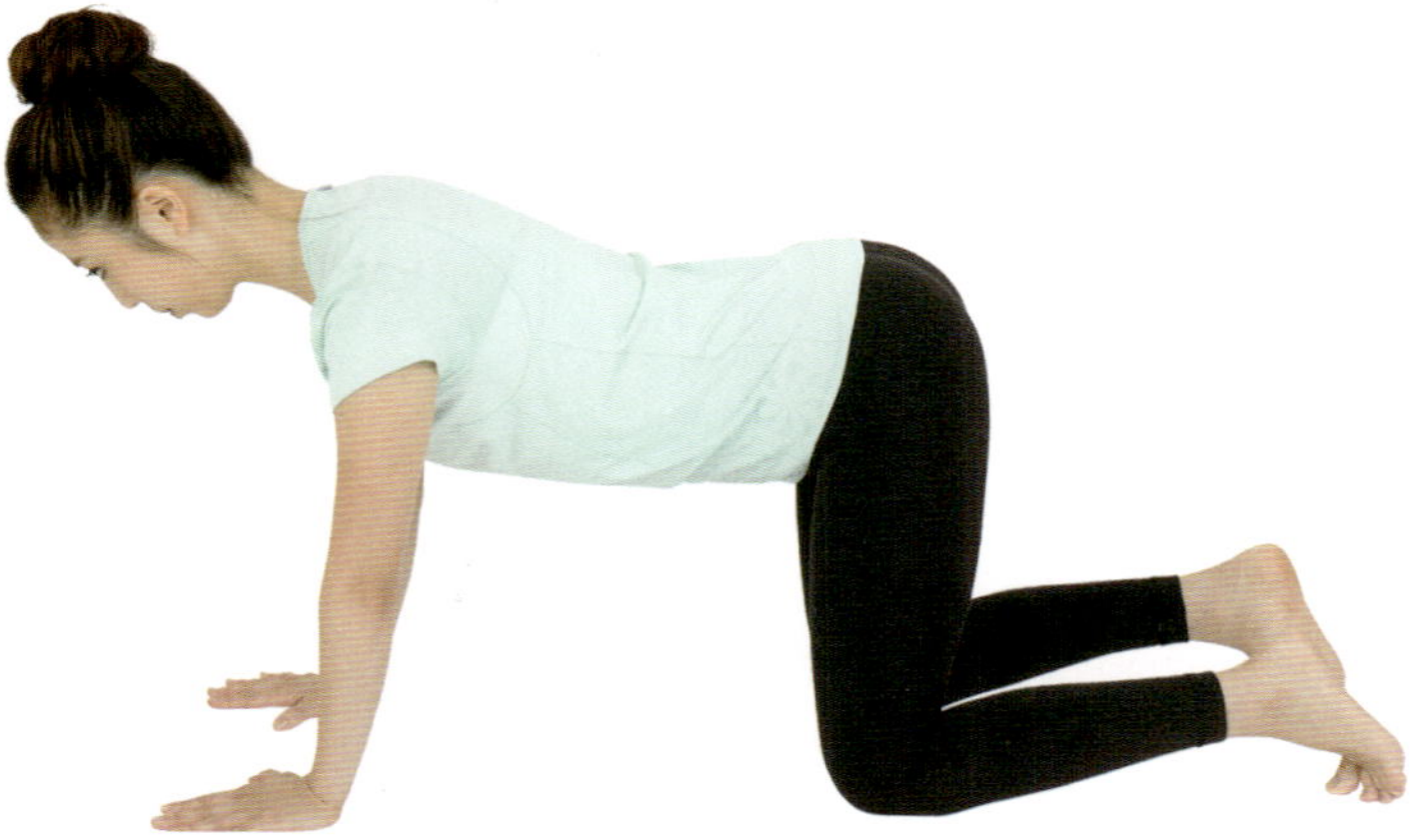

1 はいはいポーズをつくります。頭、手やひざの位置、背中に気をつけて正しい姿勢をつくりましょう。

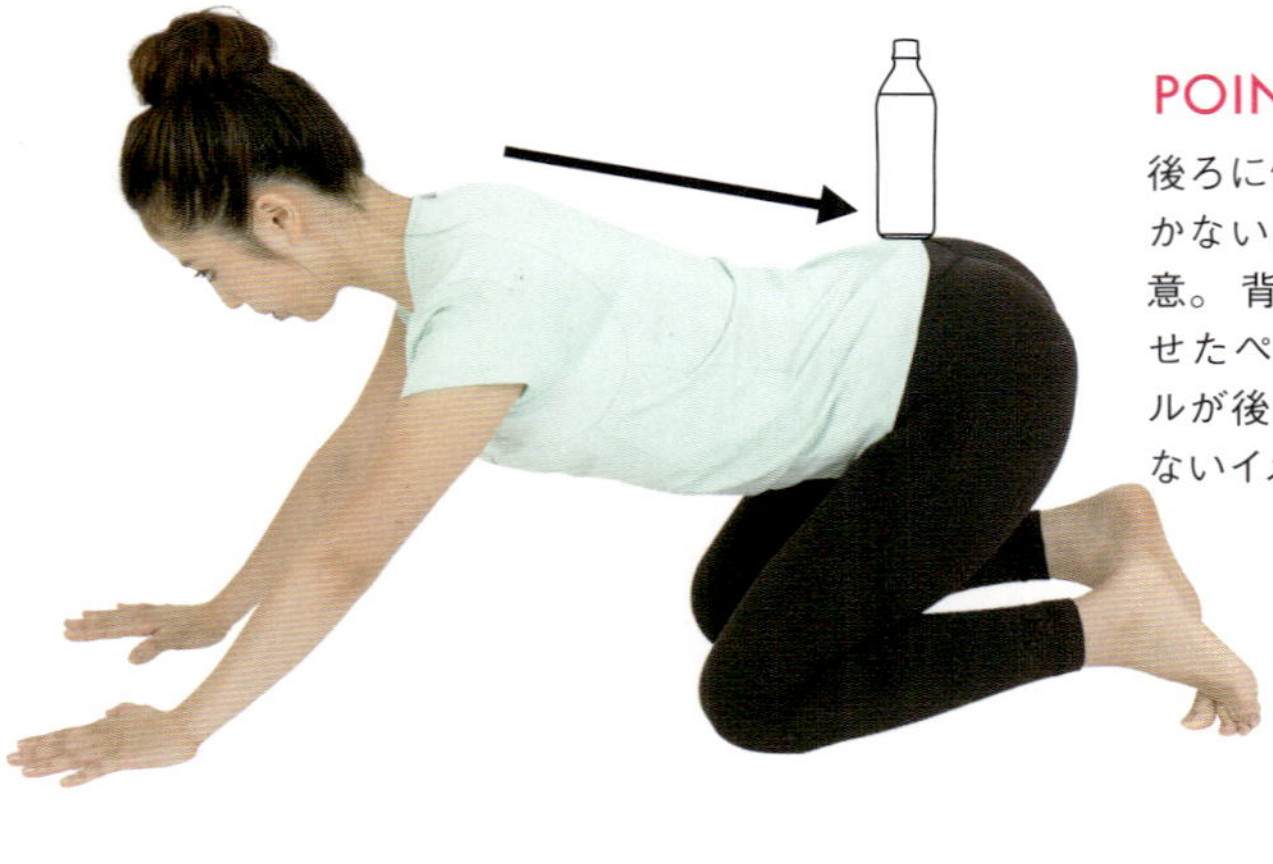

POINT
後ろに傾いていかないように注意。背中に乗せたペットボトルが後ろに倒れないイメージ。

2 手とひざの位置はそのままで、お尻を後方にゆっくり引きます。1度引いたら元の姿勢に戻り、またお尻を引きます。この動きを8回繰り返しましょう。

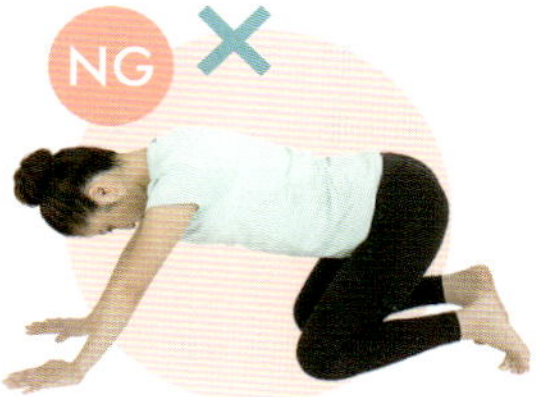

お尻を後方に引くときに、頭が下に落ちないように注意しましょう。最初につくったはいはいポーズの頭の位置をキープします。

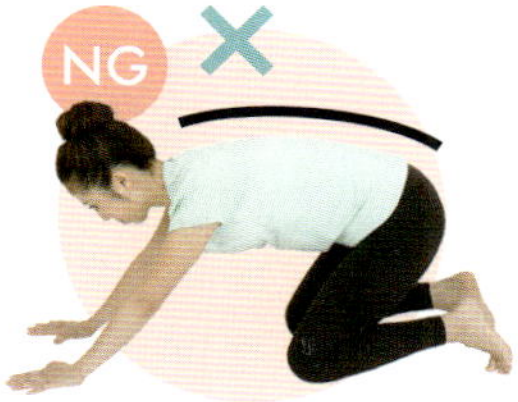

お尻を後方に引くときに、背中が丸まらないように注意しましょう。最初につくったはいはいポーズのまっすぐな背中をキープします。

● これでもっとゆるむ！カエルポーズストレッチ ●

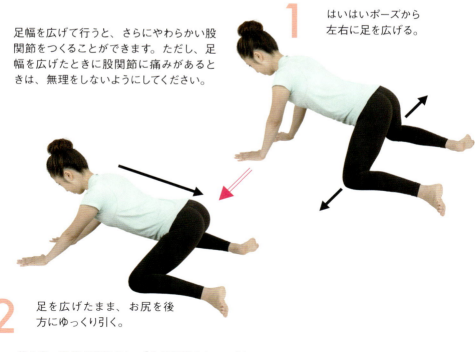

足幅を広げて行うと、さらにやわらかい股関節をつくることができます。ただし、足幅を広げたときに股関節に痛みがあるときは、無理をしないようにしてください。

1 はいはいポーズから左右に足を広げる。

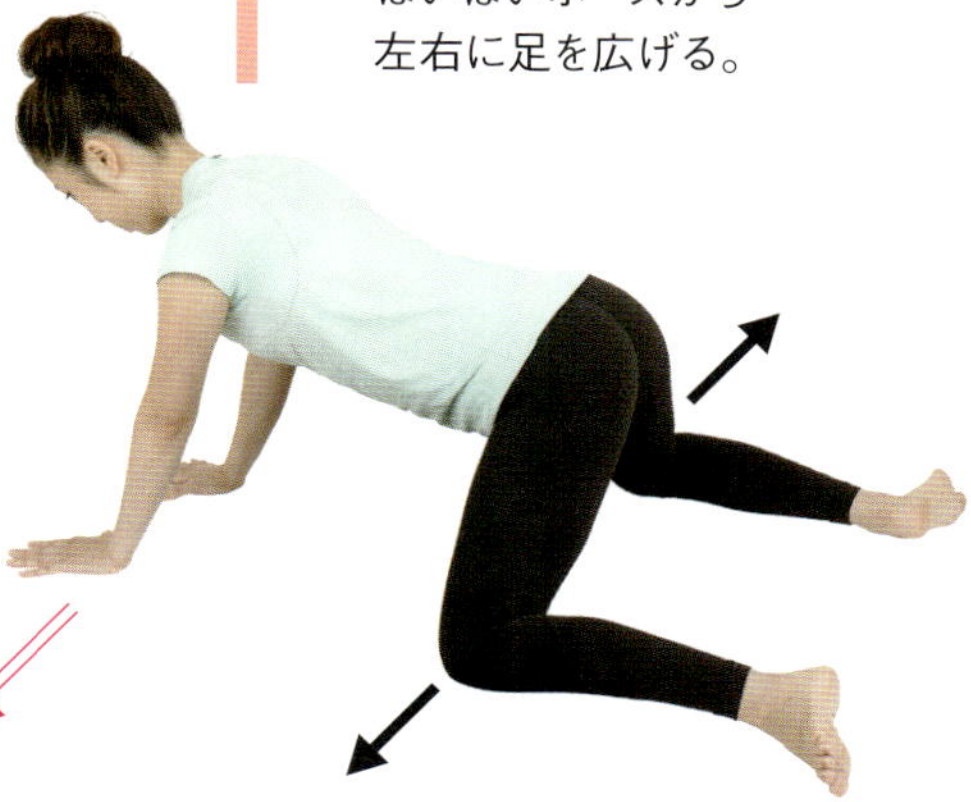

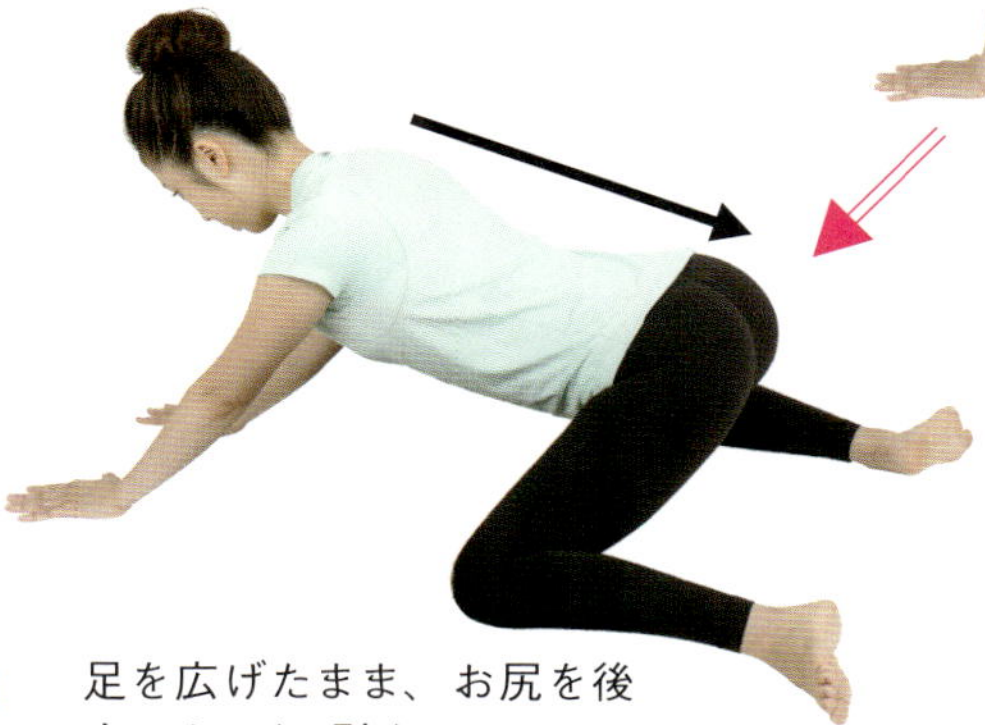

2 足を広げたまま、お尻を後方にゆっくり引く。

第3章

「ゆる関節ストレッチ」は、体のこんな悩みにも効く

ガチガチ関節は、肥満体型をつくる

ガチガチ関節が、体の痛みや不調につながる理由の1つは、**固まって動かない関節をカバーしようとして、そのまわりの関節に過度な負担がかかるから**です。

第1章でもお話ししましたが、股関節《こかんせつ》がガチガチの状態で歩こうとすると、代わりにひざ関節ががんばらなければいけないので、ひざ痛につながってしまいます。

また、ガチガチ関節は、筋肉にも悪影響を与えます。

関節を動かしているのは筋肉です。ですので、**関節自体がかたくなってしまうと、筋肉も本来の動きができなくなってしまう**のです。

私たちの体は、「この関節を動かすのは、この筋肉」というように、筋肉それぞれに役割が決まっています。例えば、股関節を前に動かすときは腸腰筋《ちょうようきん》（大腰筋《だいようきん》＋腸骨《ちょうこつ》筋《きん》）や大腿直筋《だいたいちょっきん》、後ろに動かすときは大殿筋《だいでんきん》やハムストリングスなどのように、細かい役割分担で動いているのです。

ガチガチ関節になると、関節の可動域が狭くなります。**関節を動かせる範囲が狭くなると、「動かなくてもいい筋肉」が出てきます**。

つまり、サボり筋が発生してしまうのです。

筋肉があまり動かなくなると、脳も「この筋肉は使わなくていいんだ」と判断してしまうので、どんどん衰えていってしまいます。

このサボっている筋肉が、体にとっては大問題。

ダイエットのためにウォーキングやジョギングなど、脂肪を燃焼させる運動に取り組んでいる方は多いでしょう。しかし、**ガチガチ関節のまま運動するのと、ゆる関節で運動するのとでは、消費できるエネルギーがまったく違います**。

エネルギーをたくさん消費できるかどうかは、筋肉をどれだけしっかりと使えているかにかかっています。ガチガチ関節で一部の筋肉しか動いていない、サボり筋が発生している状態では、消費エネルギーが小さくなってしまうのです。

これは、立つ、歩く、座るなど全ての生活動作でいえることです。

歩くときに、腕を振って上半身も使いながら、股関節を動かして全身で歩けている人と、ひざから下だけを使ってぺたぺた歩いている人とでは、使うエネルギー量が全然違うというわけです。

つまり、**同じような生活、同じような食事をしていても、ガチガチ関節の人は、どんどん脂肪が蓄積されてしまう**ことになるのです。

ウォーキングやジョギングなどの有酸素運動は、心肺機能の向上や脂肪燃焼に効果があります。しかし、そういった運動に取り組む前にまずやるべきなのは、関節をゆるめて、筋肉を最大限使える状態にすること。

GATI GATI

YURU YURU

「ゆる関節」の状態で運動をしたり、日常生活を送ることができれば、エネルギーをきちんと使えて太りにくい、代謝の良い体になれるでしょう。

代謝が上がり、お尻もお腹も引き締まる

ガチガチ関節になると、関節自体も正しいポジションで動くことができなくなります。そのこともまた、サボり筋の発生につながります。

関節がガチガチになってしまう原因は、加齢と生活習慣とお伝えしましたが、日々の生活の中での姿勢や体の使い方が、かなり大きく影響しています。

背筋を伸ばすのが面倒で猫背の状態で過ごしている、イスに座るとき、楽だからとふんぞり返る姿勢をしてしまう、パソコンやスマホを長時間見ていて、前かがみになっ

ていることが多い……など。

これらの生活習慣により、悪い姿勢を続けていると、その状態で関節が固定されてしまいます。

関節が間違ったポジションで固定されると、当然、そのまわりの筋肉の使い方に偏りが生まれます。そこでまた、「動かなくてもいい筋肉」、サボり筋が発生してしまうのです。

たとえば、腰が曲がり、ぺたぺたと狭い歩幅で歩いている高齢者の方などは、歩くときにお尻の筋肉をほとんど使えていません。サボっているお尻の筋肉の代わりにフル稼働しているのは、太ももの前側の筋肉です。

本当は役割を分担すべきところ、１ヶ所に負担が集中してしまうため、太ももの筋肉は、すぐに疲れてしまいます。高齢者の方が長時間歩けないのは、このようなサボり筋が原因だったりもします。

「ゆる関節ストレッチ」で正しい姿勢を取り戻し、関節や筋肉をきちんと使える状態にできれば、いくつになっても元気で歩ける体になれるでしょう。

「年と共にお尻の位置が下がってきた」「お腹や足まわりにお肉がたっぷりついてきた」という悩みを持っている方も多いと思います。

実は、**「ゆる関節ストレッチ」は、そんなスタイルの悩みも解決してくれる**んです。

ガチガチ関節は、スタイルダウンの原因です。

関節が固まり、サボり筋ができてしまうことで代謝が下がり、脂肪がつきやすい状態になるからです。

お尻のお肉や太ももの太さに悩んでいる人は多いでしょう。

たるんだお尻や、がっちり太ももになってしまうのは、ガチガチ関節でお尻の筋肉がサボっていることと、代わりに頑張っている太ももの前側の筋肉が鍛えられてしまうからです。

しかし、関節をやわらかくしてお尻の筋肉を使えるようになると、太ももの筋肉を必要以上に使うことがなくなるので、スリムに見えるようになります。また、お尻の筋肉をしっかり使えることで、ヒップアップや小尻効果も得られます。

同じように、**ポッコリお腹の解消にもつながります**。

お腹がポッコリしてしまうのは、お腹まわりをコルセットのように覆《おお》っている腹横《ふくおう》筋《きん》がサボっているから。この筋肉がサボることで、脂肪が燃焼せず、お腹まわりにどんどんお肉がついてしまうのです。逆に、この筋肉をしっかり使えるようになれば、脂肪が燃焼され、お腹が引き締まります。

また、**足のむくみが解消する**というメリットもあります。むくみの原因は、股関節付近のリンパ節で老廃物や水分が溜まるから。股関節がよく動くようになると、リンパ管がスムーズに流れるようになり、むくみが解消されて、スッキリした足を手に入れることができます。

スリムになった体で、颯爽《さっそう》と歩く。

それだけであなたの印象は若々しく、明るいものに変わるでしょう。

GATI GATI
YURU YURU

血流アップで動脈硬化のリスクを軽減

太りにくい体になる、若々しく見えるようになるだけでなく、「ゆる関節ストレッチ」で関節がやわらかくなると、さまざまな健康効果が期待できます。

ゆる関節になると、血流が良くなります。

血液を全身に送り出す起点となるのは心臓です。しかし、心臓の力だけで血液を全身にくまなく行き渡らせるのは難しいので、筋肉がその循環をサポートしています。筋肉は、収縮活動によって血管を圧迫したり、ゆるめたりしながら、血液がスムーズに流れるお手伝いをしています。

ふくらはぎは「第二の心臓」といわれることがありますが、これは、ふくらはぎの筋肉が、下半身に流れてきた血液を上半身に戻すためのポンプの役割を果たしているからです。

サボっていた筋肉たちがしっかり働くようになれば、それだけ血液の循環サポート能力が高まり、血流をアップさせることができます。

ガチガチ関節が、血管そのものを弱らせることもわかってきました。**体がかたいと、動脈硬化になりやすいという研究報告が発表された**のです。原因は、筋肉内部のコラーゲン不足。筋肉内のコラーゲンは、筋肉を十分に使えていなかったり、運動不足になると、量が不足したり、かたまったりしてしまいます。そのことにより、血管が弾力性を失い、動脈硬化につながるといわれています。

コラーゲンが不足すると、骨と筋肉をつなぐ靭帯《じんたい》や腱《けん》などの結合組織もかたくなり、さらにガチガチ関節の進行にもつながります。

万病のもと「冷え」を改善して、体の中から元気に

血流が良くなると、さまざま病気の原因となる冷えの改善にもつながります。

「冷え性」の自覚がなくても、全体の6割が深部《しんぶ》体温（内臓など体の内側の温度）が冷えているといわれる現代人。この深部体温が低い状態だと、内臓の働きが悪くなったり、不眠の原因にもなるといわれています。

冷えを解消する方法はいろいろありますが、ひとつは**熱をつくる力と運ぶ力を強くすること**です。

体の中で熱をつくる最大の器官は筋肉。私たちの体温は、筋肉がエネルギーを消費するときに発する熱によって維持されています。

そういうことなら、「筋トレで筋肉量を増やすのが一番いいのでは？」と思うかもしれませんが、筋肉量を増やすためには、負荷をかけたきびしいトレーニングが必要です。

ふだん運動する習慣のない人が、いきなりきつい筋トレをはじめるのは、なかなか難しいですよね。

それよりもずっと簡単に熱量を増やせてしまうのが、「ゆる関節ストレッチ」。**関節をゆるめて、サボっていた筋肉を使えるようになれば、それだけで同じ運動をしても、日常生活で体を動かしても、たくさんの熱をつくることができます。**また、血流もよくなるので、その熱を体の隅々まで運ぶことができるようになるのです。

GATI GATI
YURU YURU

腸を整え、便秘知らずに

近年、腸内環境を整える「腸活」がよく話題になっていますが、**「ゆる関節ストレッチ」には、なんと腸活効果も**あります。

私たちの体には、病原菌やウイルスなどのさまざまな外敵から体を守る免疫システムが備わっています。この免疫システムの主力は、血液中にある免疫細胞。実は、この免疫細胞の約6～8割が腸にあります。ですので、**腸内環境が悪くなってしまうと、免疫パワーが落ちてしまい、さまざまな病気にかかりやすく**なってしまいます。

また、「腸は第二の脳」といわれるように、脳と密接な関係にあります。気持ちを落ち着かせてくれるセロトニンというホルモンは、脳と腸でつくられています。このセロトニンは別名・幸せホルモンとも呼ばれていて、気持ちを穏やかに保ってくれる大事なもの。不足すると、うつ病などにつながってしまうともいわれています。

腸内環境が悪くなると、腸はもちろん脳でも、セロトニンの分泌が悪くなるので、心にも影響を与えるといいます。

それだけ大切な腸を元気にしてくれるのが、「ゆる関節ストレッチ」。

サボっていたお腹の内側の筋肉が目覚めると、腹圧が高くなります。腹圧とは、お腹の空間にかかる圧力のことで、**高くなると腸に運ばれる血液や酸素の量が増え、腸の動きが活発に**なります。また腹圧が高くなると、内臓の位置が下がらずにキープできるので、「お腹ポッコリ」もなくなります。

お腹の中の筋肉が動くようになると、**腸のぜん動運動も活発になるので、便秘解消にも**つながります。老廃物を排出できなくなる便秘は、腸内環境を悪くする原因のひとつ。便秘が解消されれば、腸がすっきりきれいな状態になるので、腸内環境を整えられます。

GATI GATI
YURU YURU

自律神経が整い、心も元気な状態に

関節がやわらかくなると、姿勢が整って、深い呼吸ができるようにもなります。

呼吸をするとき重要なはたらきをしているのは、横隔膜《おうかくまく》。肋骨《ろっこつ》の下にあるドーム状の筋肉の膜で、この横隔膜が下がると肺に空気が吸い込まれ、上がると肺から空気が押し出されます。

この横隔膜の動きをつくるのも、お腹の中の筋肉たち。ガチガチ関節で、この筋肉が使えなくなると、横隔膜の動きが小さくなって呼吸が浅くなってしまうのです。「ゆる関節ストレッチ」で筋肉をほぐし、横隔膜が大きく動けるようになれば、深い呼吸ができるようになります。

深い呼吸ができるようになると、自律神経のバランスも整いやすくなります。

自律神経には、活動しているときに優位になる交感神経と、リラックスしているときに優位になる副交感神経があります。車にたとえると交感神経がアクセル、副交感神経がブレーキの役割を持ち、このバランスが崩れると、さまざまな不調につながります。

自分の意思ではコントロールできない自律神経ですが、唯一コントロールできる方法が呼吸。**深い呼吸ができるようになると、活発になり過ぎている交感神経を鎮《しず》め、副交感神経が優位になり、心を落ち着かせる**ことができます。

GATI GATI
YURU YURU

やわらか関節が寝たきりを防ぐ

超高齢社会を迎え、頻繁に取り上げられる話題が、平均寿命と健康寿命のギャップです。

健康寿命とは、介護を受けたり寝たきりにならず日常生活を送れる期間のことをいいます。厚生労働省によると ２０１６年で男性72・14歳、女性74・79歳。同年の平均寿命が男性80・98歳、女性87・14歳なので、男性で約９年、女性では約12年もの差があります。

この期間は「生きているけれども健康ではない状態」、どこかしらに不調を抱え、入院や寝たきりになってしまっている状態といえます。

寝たきりにつながる転倒や骨折は、ガチガチ関節が原因で起こります。

ガチガチで、歩くときにちゃんと足を動かすことができなくなると、つまずいたり転んだりすることが増えてしまうのです。

関節をやわらかくして可動域を広げることができると、体を柔軟に動かすことができるようになるので、転びにくくなり、ケガの防止につながります。また、仮に転倒したとしても、関節がやわらかければ、とっさに体をひねることで骨折を回避することもできます。

また、**「ゆる関節ストレッチ」は、認知症の予防という意味でも、健康寿命を延ばすことに**つながります。

認知症を予防するための研究はいろいろと進められていますが、現段階で効果が確認できているのが運動です。

筋肉を刺激して体を動かすことで、脳の短期記憶を司る「海馬《かいば》」に新しい細胞がつくられることがわかってきました。海馬は、65歳を超えると1年で約1％萎縮するといわれます。これを防ぐには、筋肉を使って体を動かすことが有効です。

また、アルツハイマー型認知症予防に効果があるといわれるマイオカインというホルモンは、太ももやお尻の筋肉を使って運動すると分泌されるといわれます。つまり、ウォーキングやジョギングが効果的なのです。
ただし、マイオカインを分泌するには、正しい動作で正しく筋肉を使うのが条件。つまり、「ゆる関節ストレッチ」で股関節をやわらかくしておくことが必要になります。

そしてなにより、**一番大きな効果は、関節がやわらかくなることで体を動かしやすくなり、活動量が増えること**です。認知症の発症と活動量は反比例するというデータもあります。日常生活の活動量が減ると認知症のリスクは高くなり、逆に活動量を増やすことができれば、認知症のリスクを下げることができるのです。

「ここが痛い」「そこが痛い」という理由で体を動かさなくなると、筋肉は衰え、関節はさらにガチガチになります。そうなると、活動量がどんどん低下し、悪循環から抜け出せなくなってしまいます。

体を動かそうという気持ちはあるものの、「曲げようとしても思ったほど曲がらない」「動くとすぐに疲れる」「痛みがでる」という状態では、動く気になれませんよね。だから、「ゆる関節ストレッチ」なのです。

1日1分のストレッチで関節をゆるめ、サボっている筋肉を目覚めさせれば、やわらかく、自分の思い通りに動ける体を取り戻せます。

体を動かすことに不自由を感じなくなれば、自然と外に出ようという気持ちがわいてきます。もう少し歩いてみようとか、友だちに会いに行こう、美味しいものを食べに行こうなど、あらゆることに前向きになれるでしょう。

そして、動けば動くほど、関節も筋肉も元気になり、衰えることもありません。

「ゆる関節ストレッチ」でターゲットになる、股関節や背骨をゆるめることは、こんなにもたくさんの良い効果を生み出してくれます。

やわらかく動きやすい体を手に入れれば、心も体も元気な、前向きな人生を過ごすことができるでしょう。

第4章

体が変わった！
「ゆる関節ストレッチ」
体験談

case 1

やわらかくなったら代謝が改善。ダイエット効果が嬉しい！

寝る前のストレッチでぐっすり睡眠！

「ゆる関節ストレッチ」をやってみて最初に気づいたのは、背中ってこんなに動くものなんだな、ということ。関節の可動域なんて考えたこともなかったので、思った以上に大きく動くことに驚きでしたね。お風呂に入ってからストレッチをしていたので、より大きく動けたのかもしれ

Before

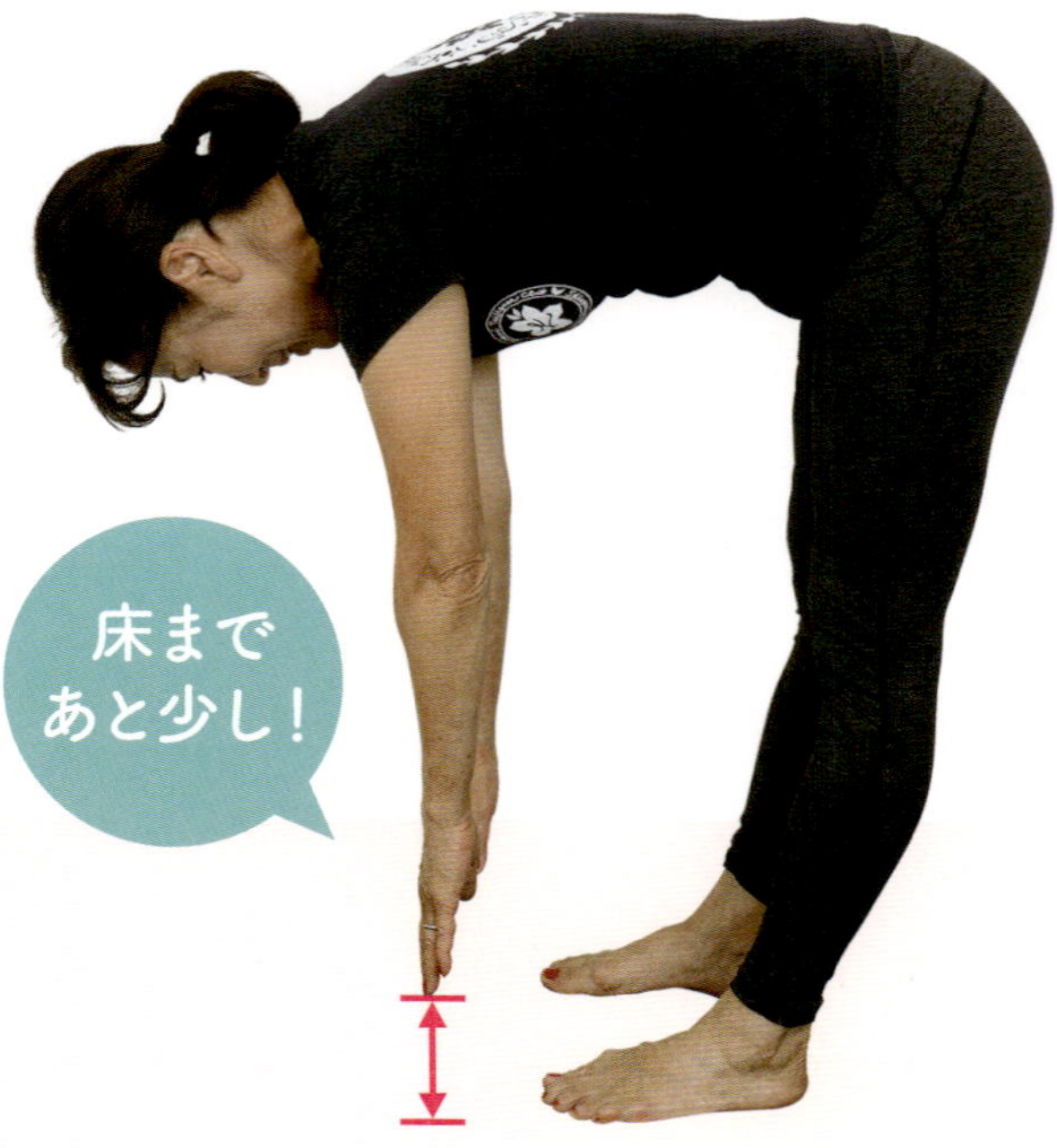

ません。寝る前に実践していたので、おかげで気持ちよく眠ることができました。

やわらかい体になって、以前より代謝がよくなった気がします。これまで食事制限をしてもなかなかやせられなかったのに、同じ量を食べても体重が増えなくなったんです。心なしか、**お腹まわりもすっきりしてきた**気がして、「これならやせられるかも！」と喜んでいます。

毎朝のお通じがよくなったことも、嬉しいストレッチ効果かもしれません。

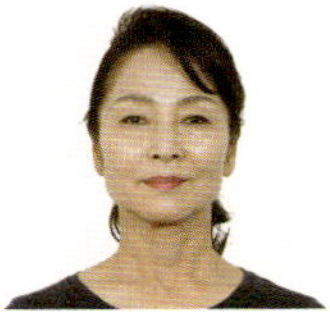

田代えり子さん
66歳

After

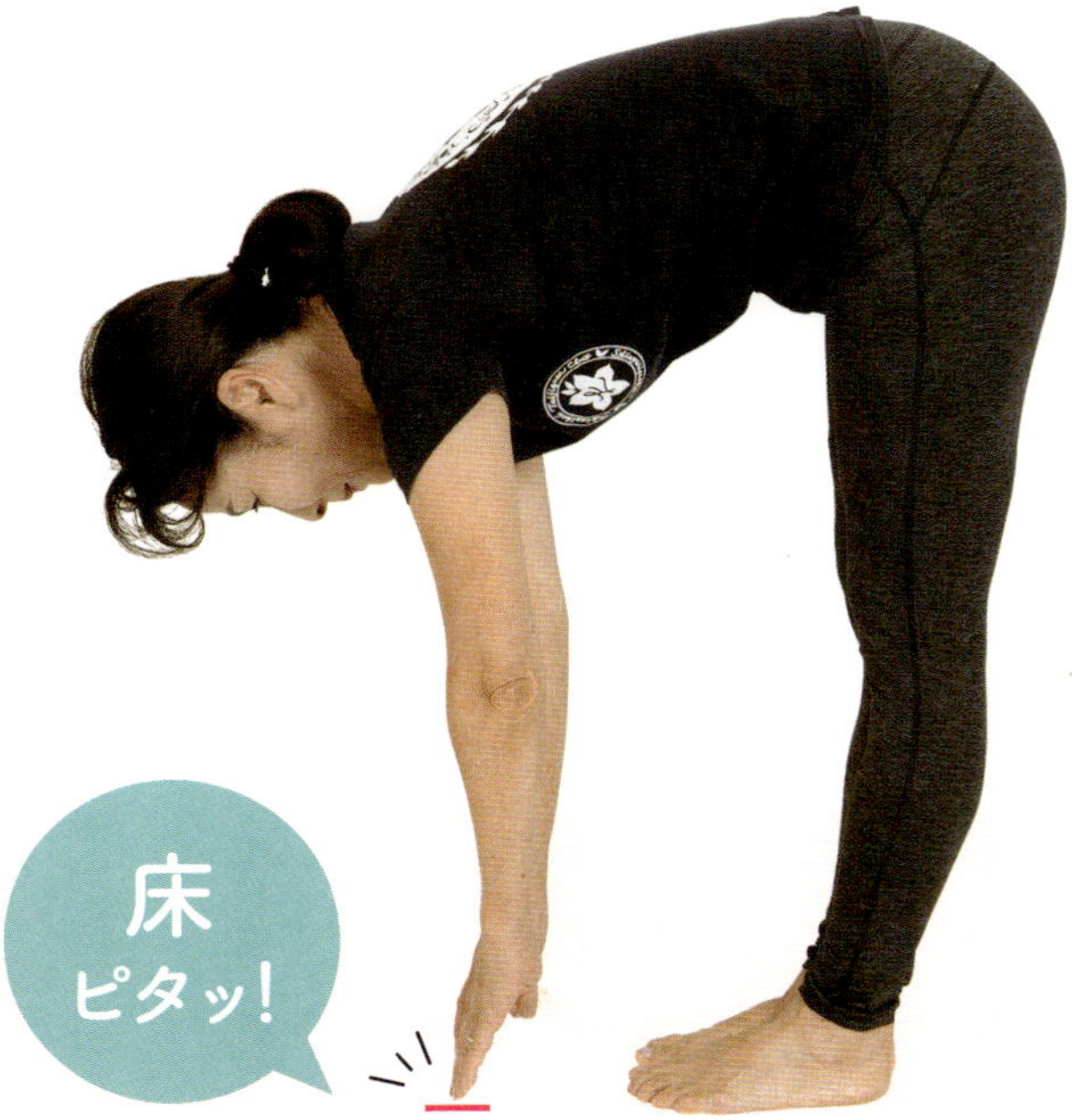

case 2

ゆる関節になったら、歩いても疲れにくくなりました

ずっとガチガチだった肩がいつもほぐれている感覚に

もともと腰が悪いので、寝る前に少しだけストレッチをしてから寝ていましたが、そこに「ゆる関節ストレッチ」を追加して実践しました。

ストレッチを2週間やっていちばん変わったと感じたのは、歩き方。

これまでは、ひざ下から足先を使って歩いている感覚だったのですが、

Before

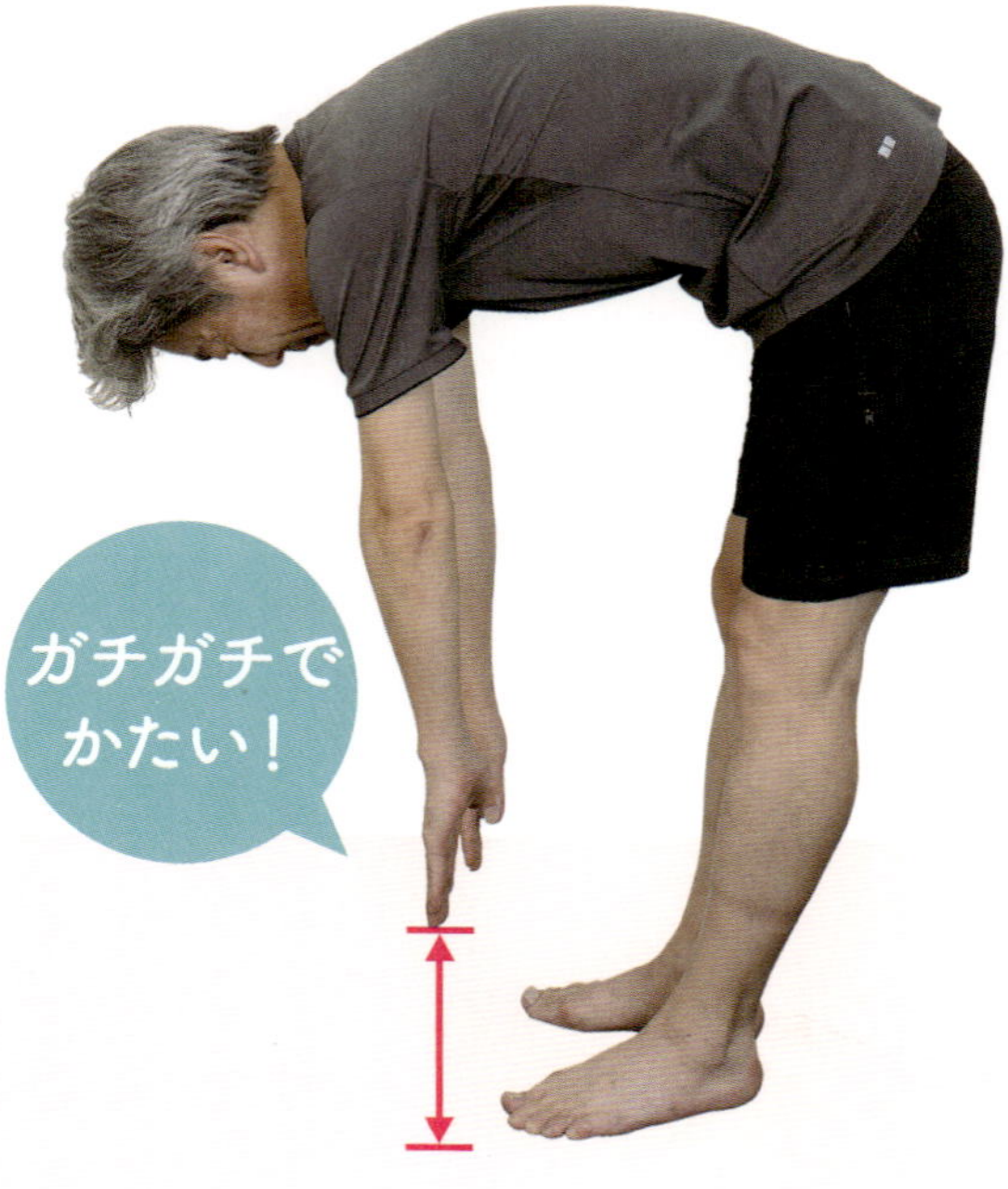

体幹を使って歩いている感覚に変わったんですよね。**以前よりも、疲れにくく、ラクに歩けています。**いまなら、腰を痛めてやめていたランニングを再開できるんじゃないかと思っています。

それから、**肩がこることも少なくなりました**ね。いつもほぐれている感覚なんです。デスクワークが多く、座りっぱなしなので、いつも肩がパンパンだったんですが、とてもラクになりましたね。**気になっていたお腹まわりがスッキリしてきた**のも、嬉しい変化です。

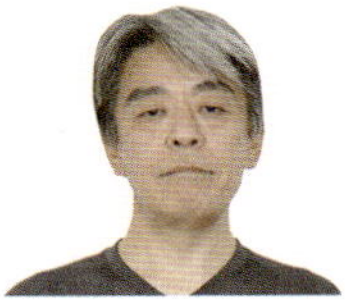

田中智一さん
55歳

After

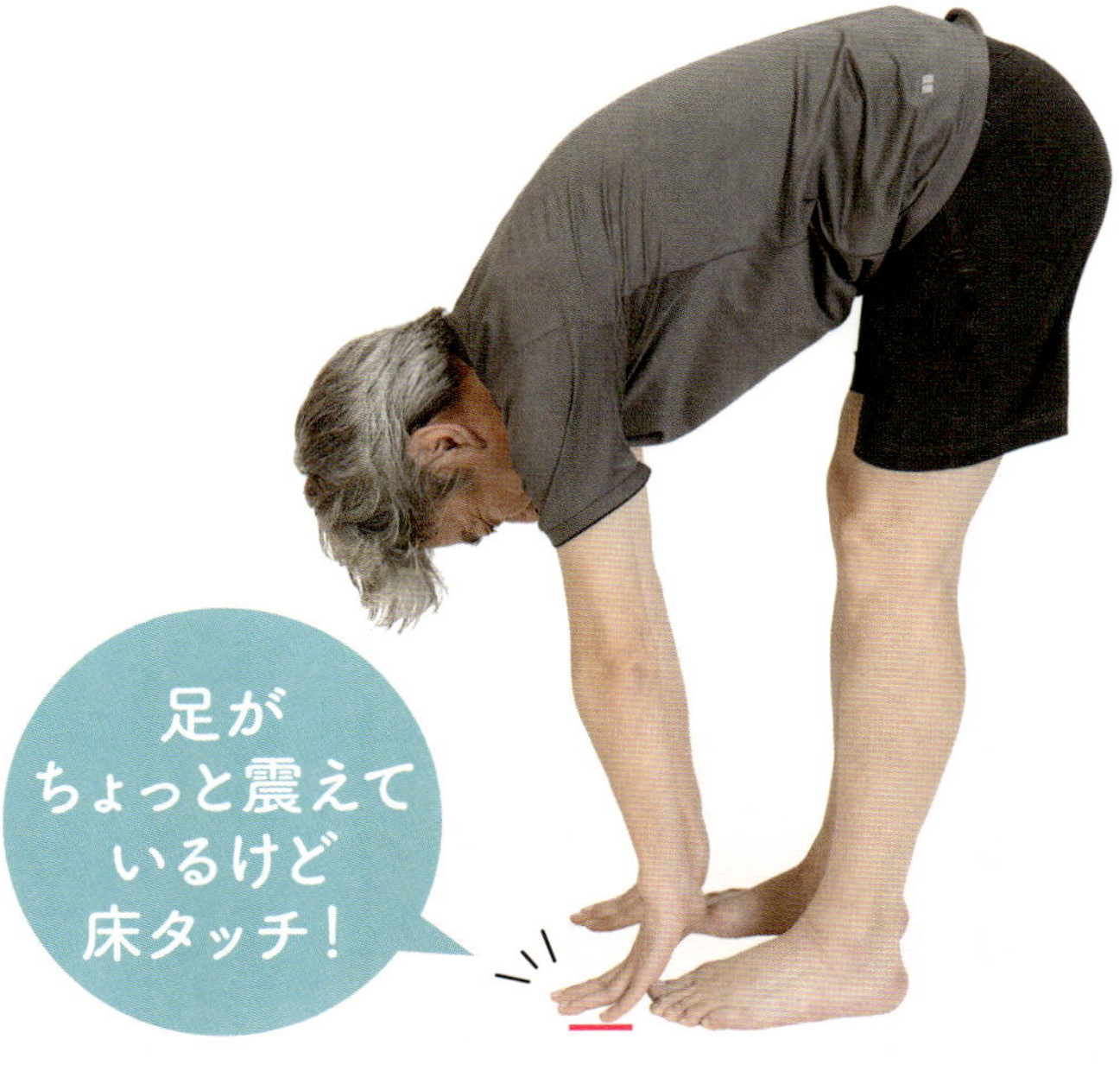

case 3

体がやわらかくなったら、気分も明るくなりました

背骨を動かすのって、気持ちいい

私は朝食の後、9時半くらいに「ゆる関節ストレッチ」にチャレンジしました。背骨を意識して動かしたことはなかったので、ぐるっと1周させる動きに慣れるまでに少し時間がかかりました。「背骨を動かしている」と感じられるようになったのは数日経ってからでした。

Before

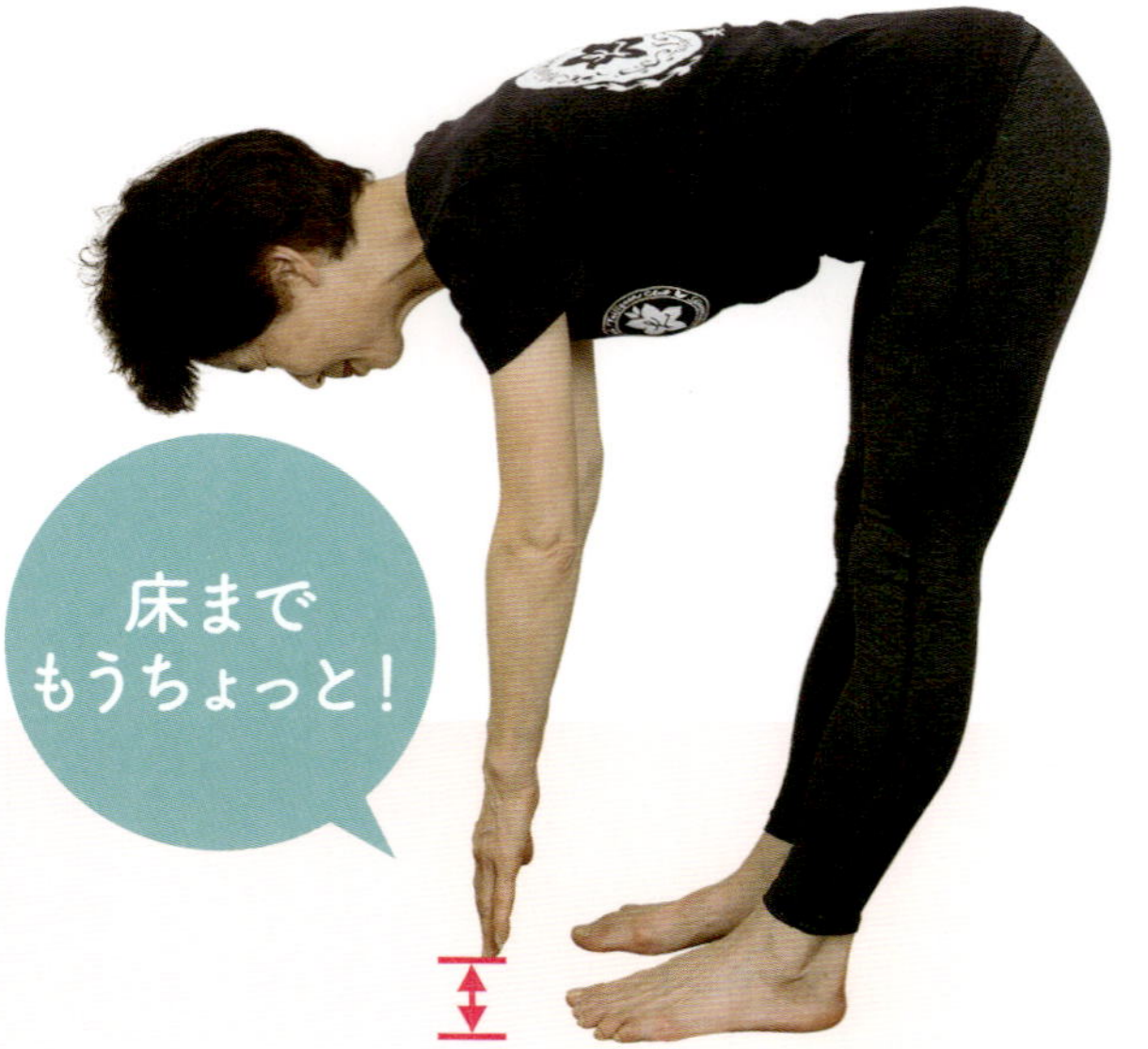

体がよく動いたり、伸びていく感覚って気持ちいいですよね。気分もスッキリするし、どんどん楽しくなってきて、どれだけやわらかくなるか毎日楽しみでした。２週間後に前屈を試したら、なんとか指先で床をタッチすることができました。**やわらかい体に憧れていたので、すごく嬉しかった**です。

まだまだ十分とは言えませんが、続けていけば手のひらがつくところまでいけそうな気がしています。がんばって、念願の開脚にもチャレンジしたいなと思っています。

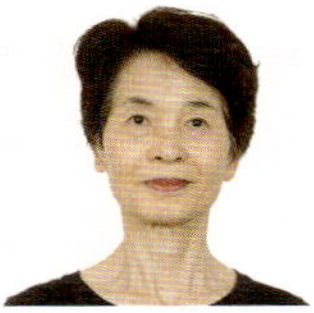

細田仲子さん
64歳

After

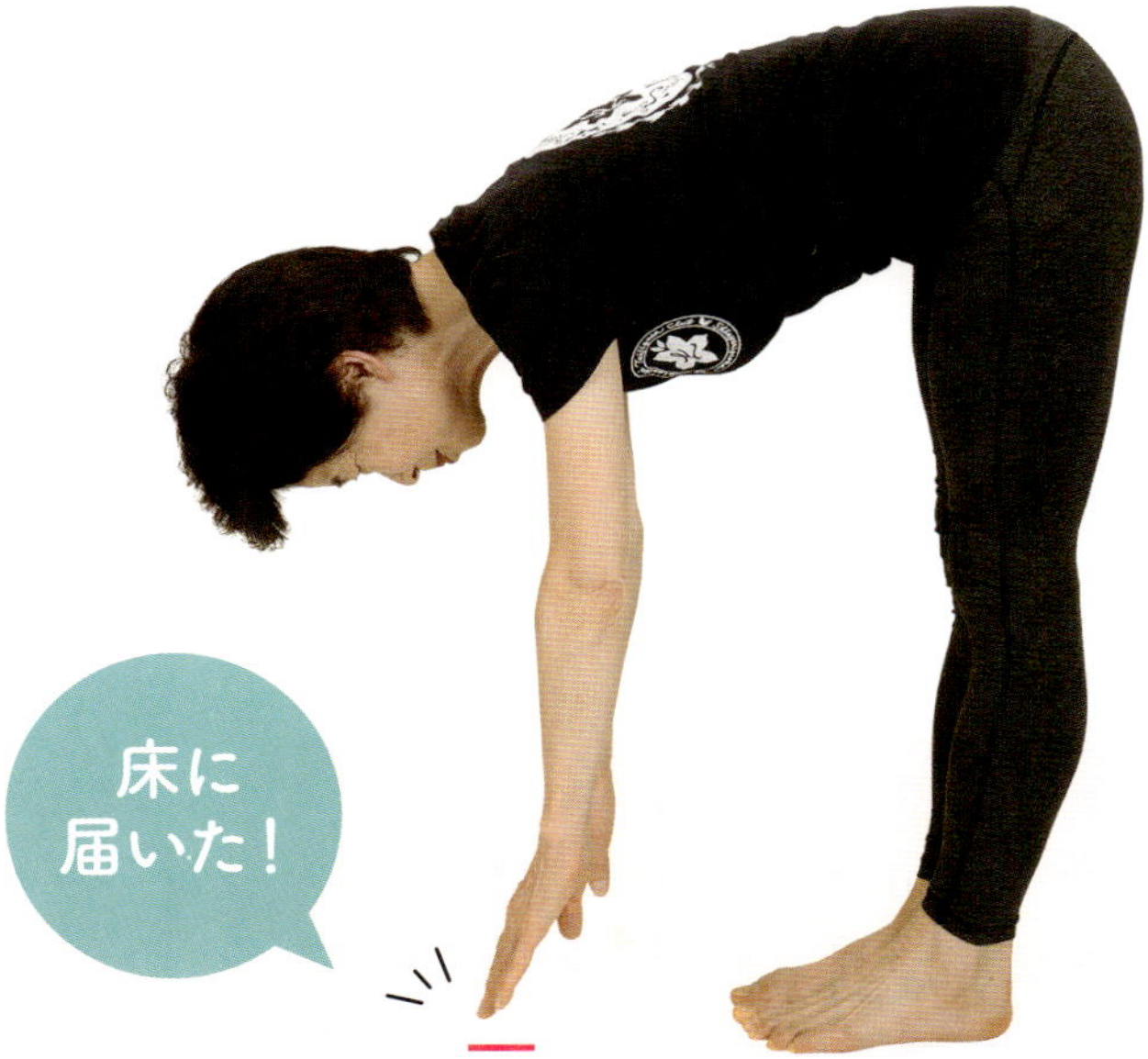

第5章

ゆるゆるをキープ！
ゆる関節生活のコツ

GATI GATI
YURU YURU

日常生活のクセが、ガチガチ関節をつくる

「ゆる関節ストレッチ」で股関節《こかんせつ》と背骨と胸郭《きょうかく》をゆるめると、関節が正しいポジション、正しい可動域で動ける状態になります。そうなると、正しく筋肉を使えるようになり、体をラクに動かせるようになります。それが、体の痛みや不調を改善することにつながります。

「ゆる関節ストレッチ」を継続していれば関節がガチガチになることはありませんが、「ガチガチ関節」をつくった生活動作を続けていると、その効果は半減。それどころか、**「ゆる関節ストレッチ」を中断すると、また関節がガチガチに戻ってしまうことに**なりかねません。

そこで、最後に「ゆる関節ストレッチ」の効果を最大限に高めるための、正しい体の使い方を紹介します。

ここで紹介するのは、立つ、座るという基本姿勢と、歩く、立ち上がる、振り向く、上を向く、下を向く、下にある物を拾う、中腰になる、腕を上げるという基本動作。どれも、日常生活の中でよく行う動きだと思います。

正しい姿勢と体の使い方のコツを身につければ、みなさんの関節がガチガチに戻ることはありません。

体の使い方のポイントは、すべての動作を、股関節と背骨という体の中心にある関節から動かすことです。難しいように聞こえるかもしれませんが、関節がやわらかかった子どもの頃は、みなさんできていたことです。

はいはいをしていた赤ちゃんの頃は、誰もが、体幹から体を動かして、手足を前に出すという「正しい体の動かし方」ができていました。

しかし、立ち上がって歩くようになると、手先や足先だけなど、体幹を使わなくてもいい、体の使い方を覚えるようになります。それが、股関節や背骨がガチガチになる大きな原因です。正しい姿勢と正しい体の使い方を身につける。これで、いつまでも、自分のイメージ通りに動かせる体を維持できるようになります。

コツ1

立つ

正しい姿勢で立つことができないと、体がゆがみ、その状態で関節がガチガチに固まってしまいます。

○正しい姿勢の感覚

①骨盤の奥（骨盤底筋群《こつばんていきんぐん》）が引き上がる感じがする
②お腹の中が引き上がる感じ
③内ももが体の中心に引き寄せられる
④自然に胸式呼吸になる

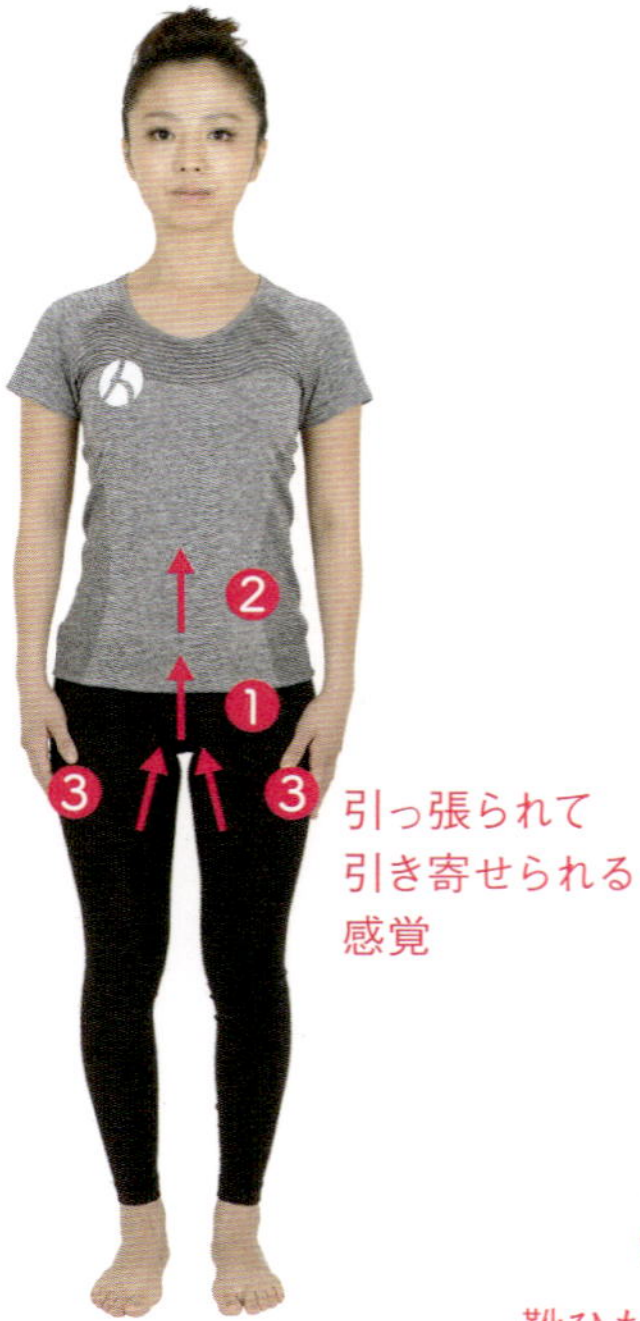

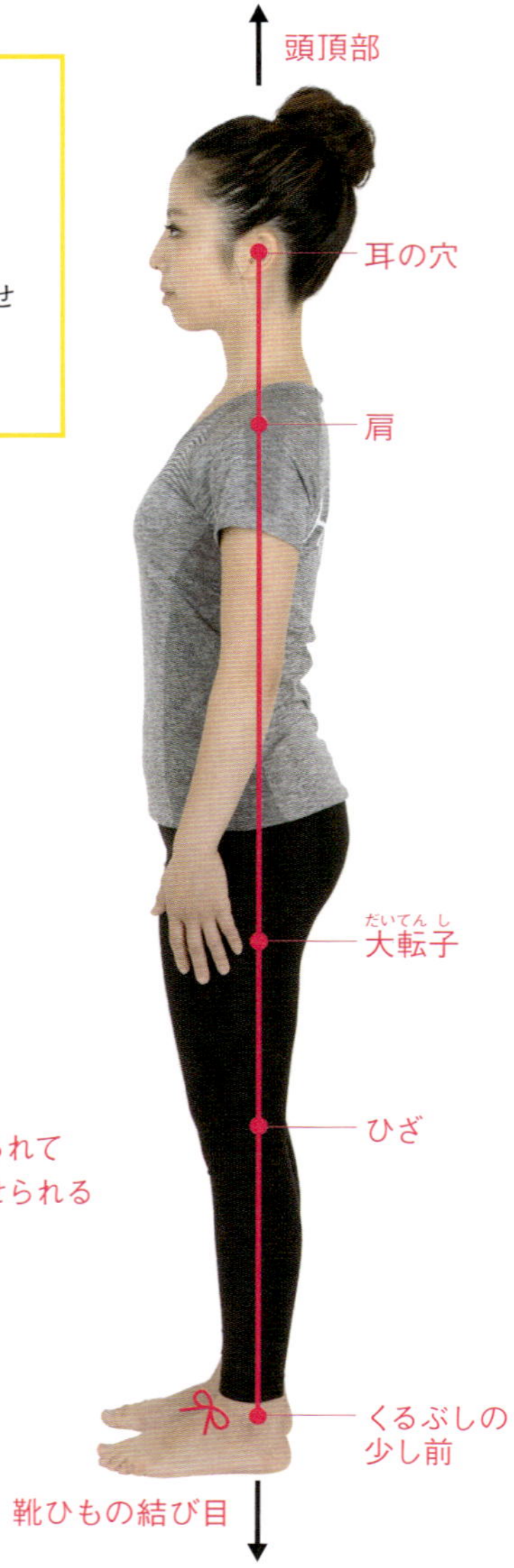

正しい姿勢を横から見ると、耳の穴、肩、大転子（太もも）、ひざ、くるぶしの少し前が一直線になります。立つときに、頭頂部と靴ひもの結び目で上下に引っ張られているようなイメージで立つと、正しい姿勢がつくれます。

ゆる関節で立つポイント【足指ほぐし①】

正しい姿勢を保つためにぜひ試してほしいのが、「足指ほぐし」。足指を使って立てるようになると、歩くだけでも運動効果が高まり、下半身のむくみやゆがみが解消されます。まずは片足だけほぐして立ってみてください。左右の感覚の違いがすぐに分かるはずです。

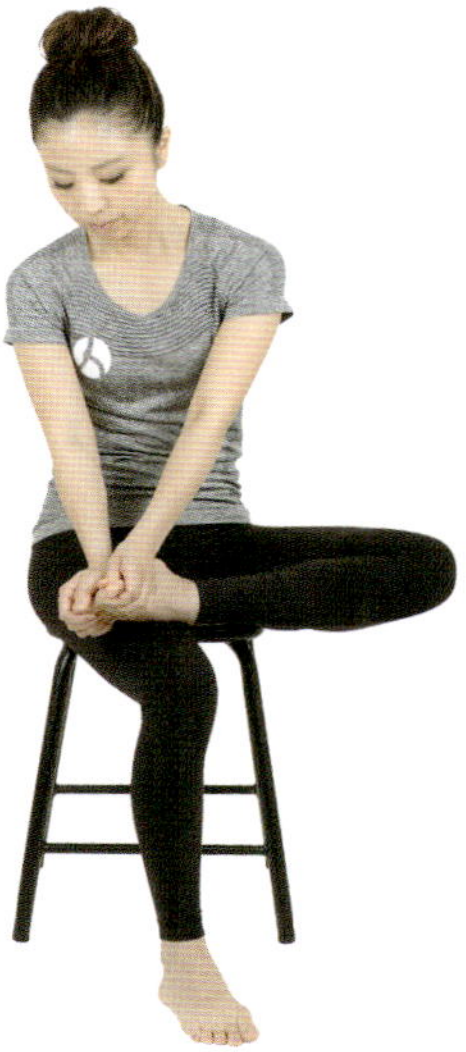

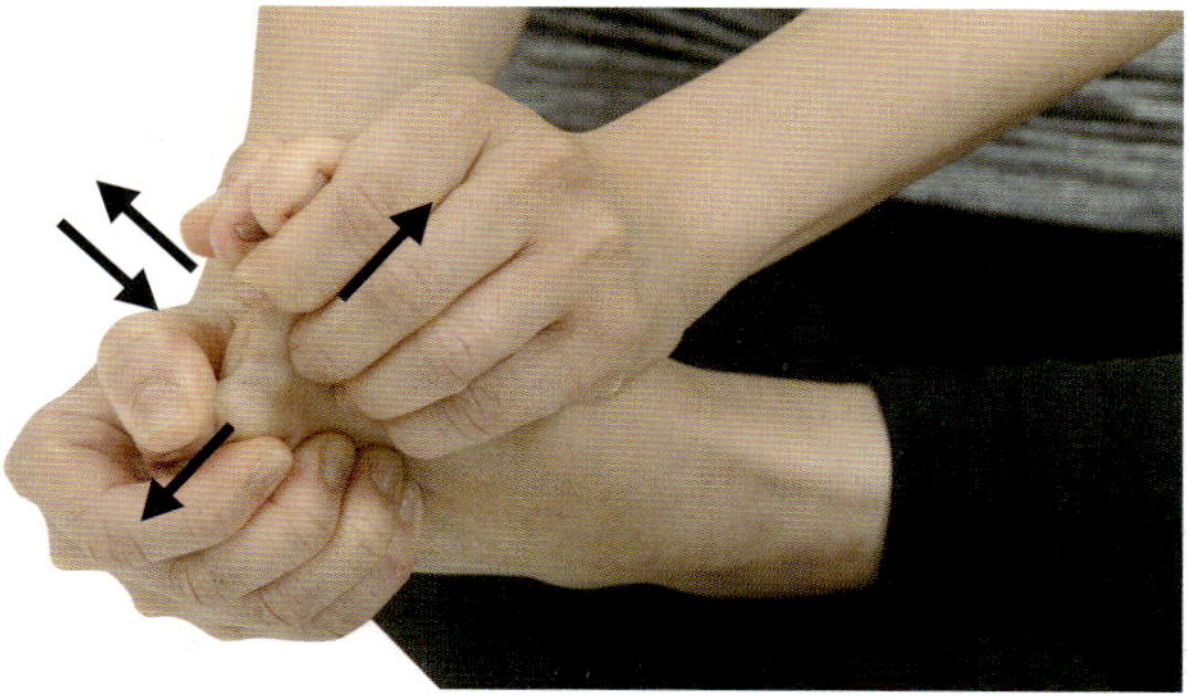

両手で足の甲から指までをつかみ、前後に動かしたり、左右に開いたりします。足の甲と指先を連動して動かせるように、手の指全体でつかんでから動かすようにしましょう。すべての指をそれぞれ30秒くらいずつかけて、ほぐします。

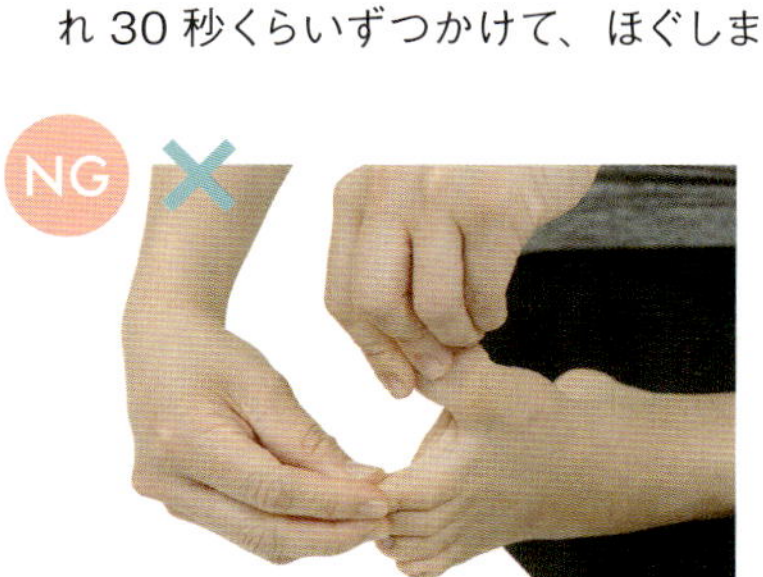

指先だけを持って動かすのは効果激減。足の骨全体を動かすイメージでほぐしていきましょう。

ゆる関節で立つポイント［足指ほぐし②］

足指でジャンケンができますか？足指をきちんと使えていれば、グー、チョキ、パーができるはずです。できない人は、足指ほぐし①のあとに②もやってみましょう。シャンとしたきれいな姿勢を保てる足指を手に入れることができます。

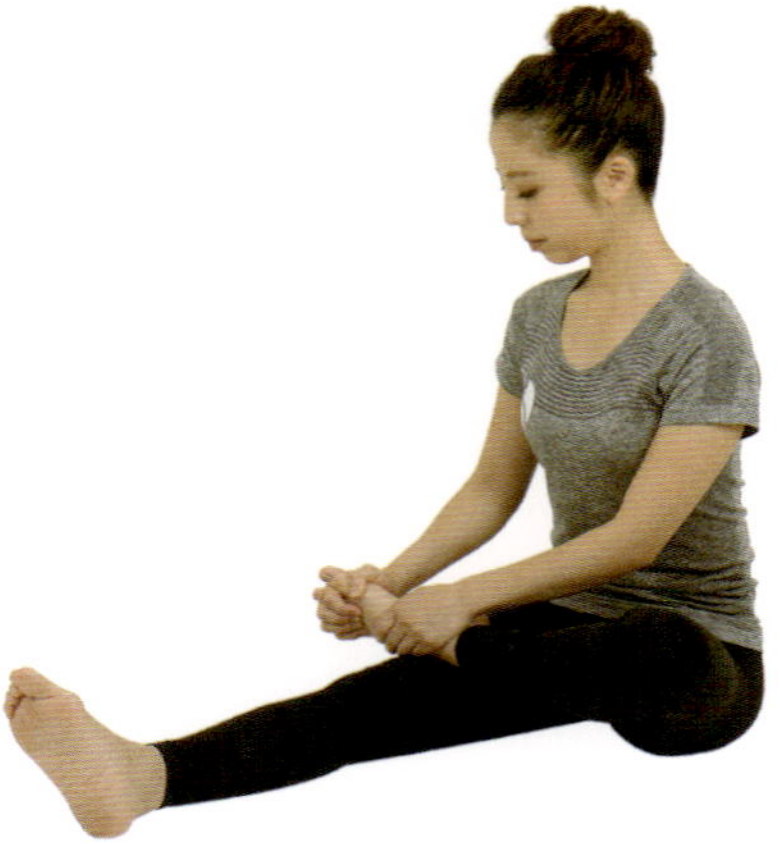

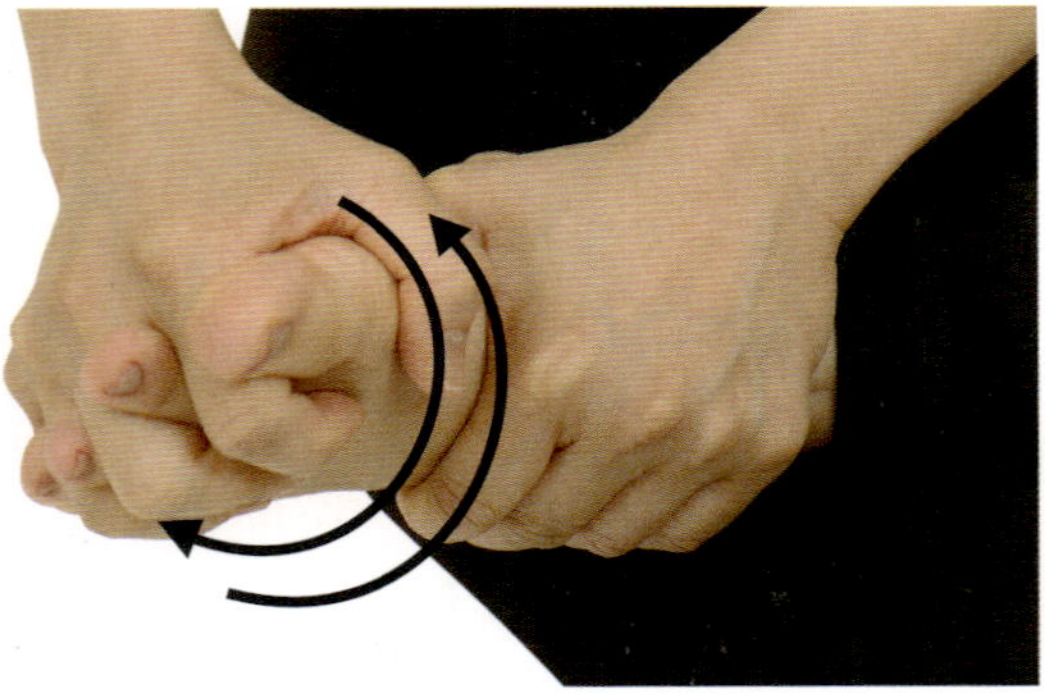

片方の手で足の真ん中を固定します。もう片方の手の指を足指の間に入れ、足の上半分を回すイメージで右回り、左回りに、それぞれ 10 回ずつ回しましょう。

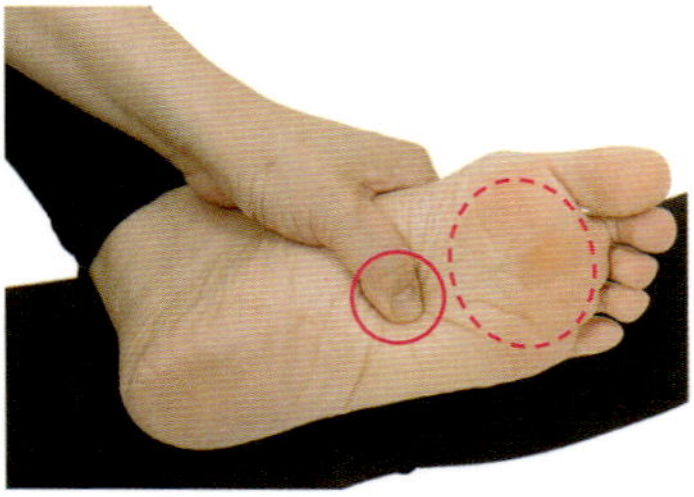

POINT

足首が回らないようにしっかり固定することが大事。親指以外の指で足の甲を支え、親指で足の裏をつかむようにします。

コツ2

座る

間違った姿勢で座っていると、股関節や背骨がガチガチに！

とくにデスクワークなどで長時間座ることが多い人は、肩こりや腰痛の原因にもなってしまいます。

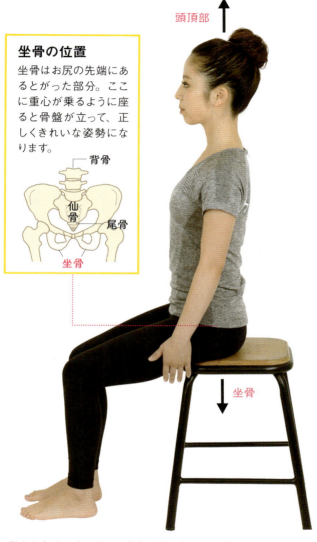

坐骨の位置

坐骨はお尻の先端にあるとがった部分。ここに重心が乗るように座ると骨盤が立って、正しくきれいな姿勢になります。

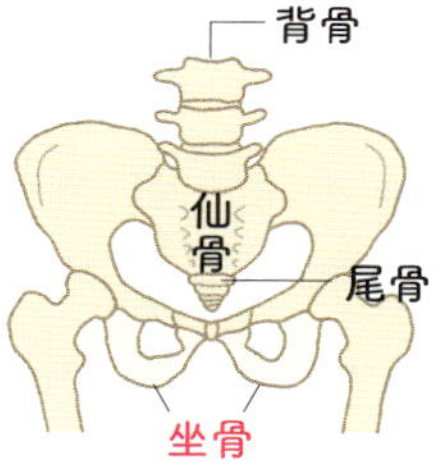

背中を丸めて座ったり、背もたれにもたれて座るのは、ガチガチ関節のもと。一見ラクな姿勢に思えますが、まわりの関節や筋肉に負担がかかっている悪い状態です。座るときは、頭頂部と坐骨で上下に引っ張られているイメージで座るようにしましょう。

コツ3

歩く

自分の歩いている姿を見ることはあまりないでしょうが、ペタペタ歩きやドスドス歩きなど、間違った歩き方をしている人が非常に多いです。ゆるめた関節を使って正しく歩けば、それだけで若々しく見えます。

1 左足を前に出し、右手で正拳突きをしながら上半身をひねり、重心を前に移動します。

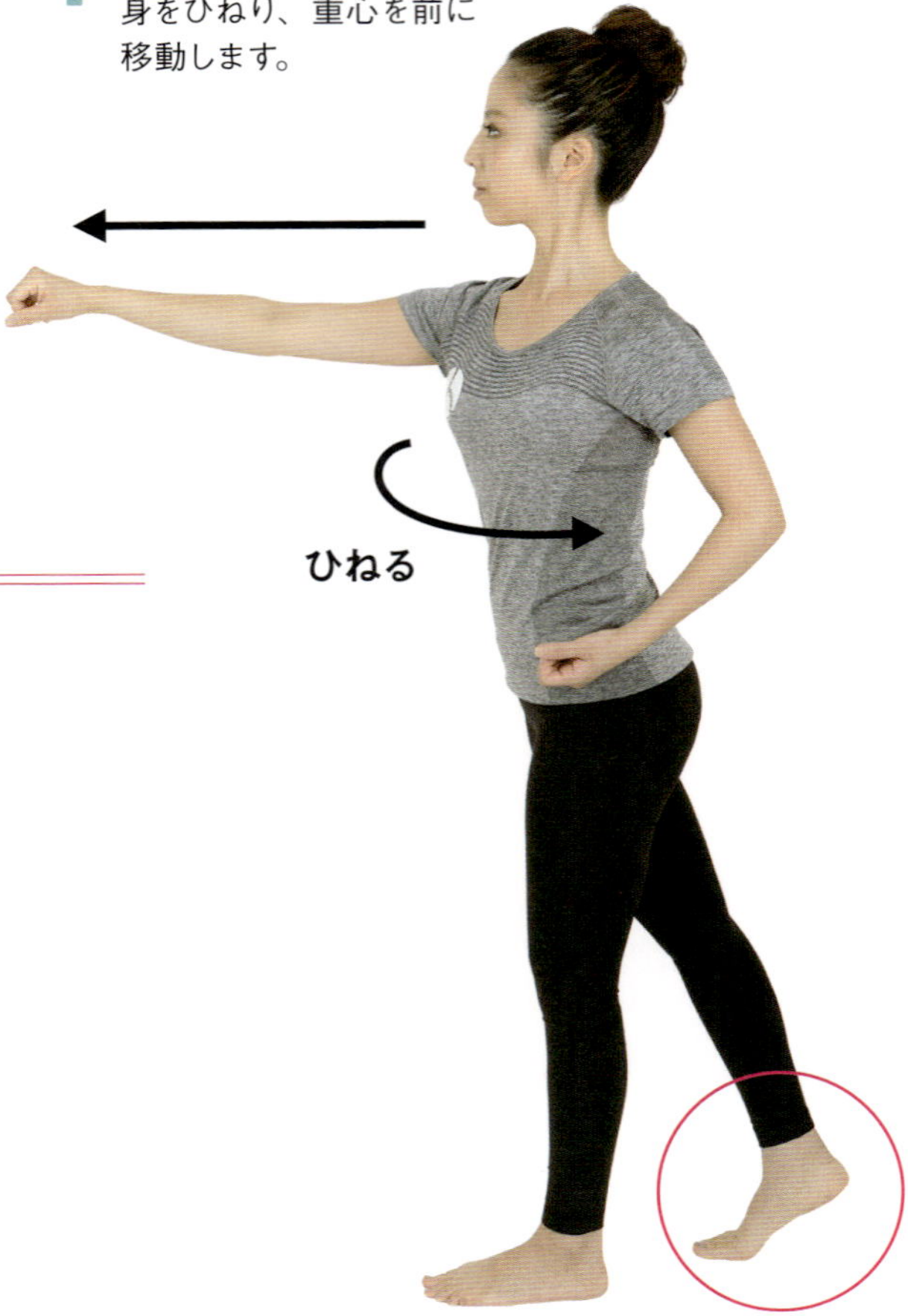

「足だけを使って歩く」のではなく、「背骨と股関節を使って歩く」。これが正しい歩き方。上半身をひねりながら重心を前に移動し、最後に足が前に出てくる。足から歩くのではなく、胸から歩くイメージです。この感覚を身につけやすいのが、空手の正拳突きポーズをしながら体をひねって歩く練習です。ゆっくりした動作で体全体を使って歩く感覚を覚えるようにしましょう。
感覚がつかめてきたら、ふだんの歩き方でもできるようになります。

2 上半身に引っ張られるイメージで右足を前に出したら、今度は左で正拳突きをしながら上半身をひねり、重心を前に移動します。1と2を繰り返しながらゆっくり歩きます。

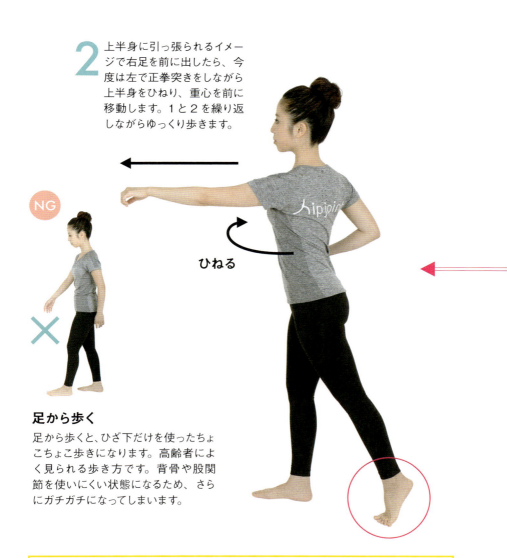

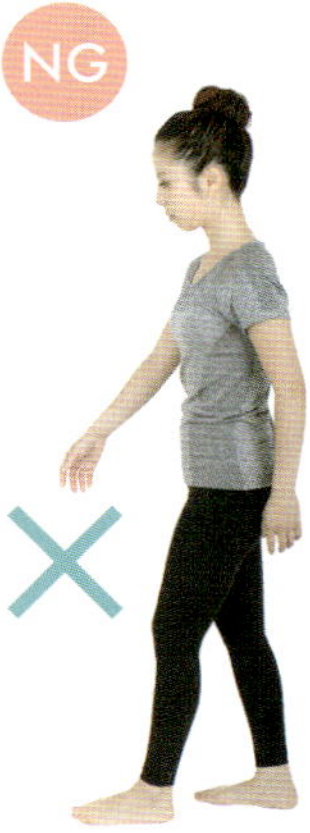

足から歩く

足から歩くと、ひざ下だけを使ったちょこちょこ歩きになります。高齢者によく見られる歩き方です。背骨や股関節を使いにくい状態になるため、さらにガチガチになってしまいます。

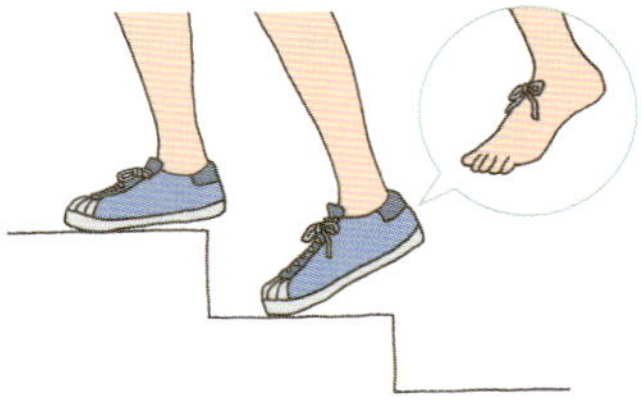

階段を昇るときは重心の位置にも気をつけて

階段を昇るときは、斜め上に正拳突きをしながら足を出すイメージです。そしてもうひとつのポイントは、重心を足の指先ではなく、靴ひもの結び目の位置に乗せること。この2点を身につけると、階段を昇る動作がとてもラクになります。

コツ4

立ち上がる

床よりもイスに座ることが多くなった現代の生活では、立ち上がるときも間違った体の使い方をしている人が多いようです。
ゆるめた股関節をしっかり使って立ち上がりましょう。

OK

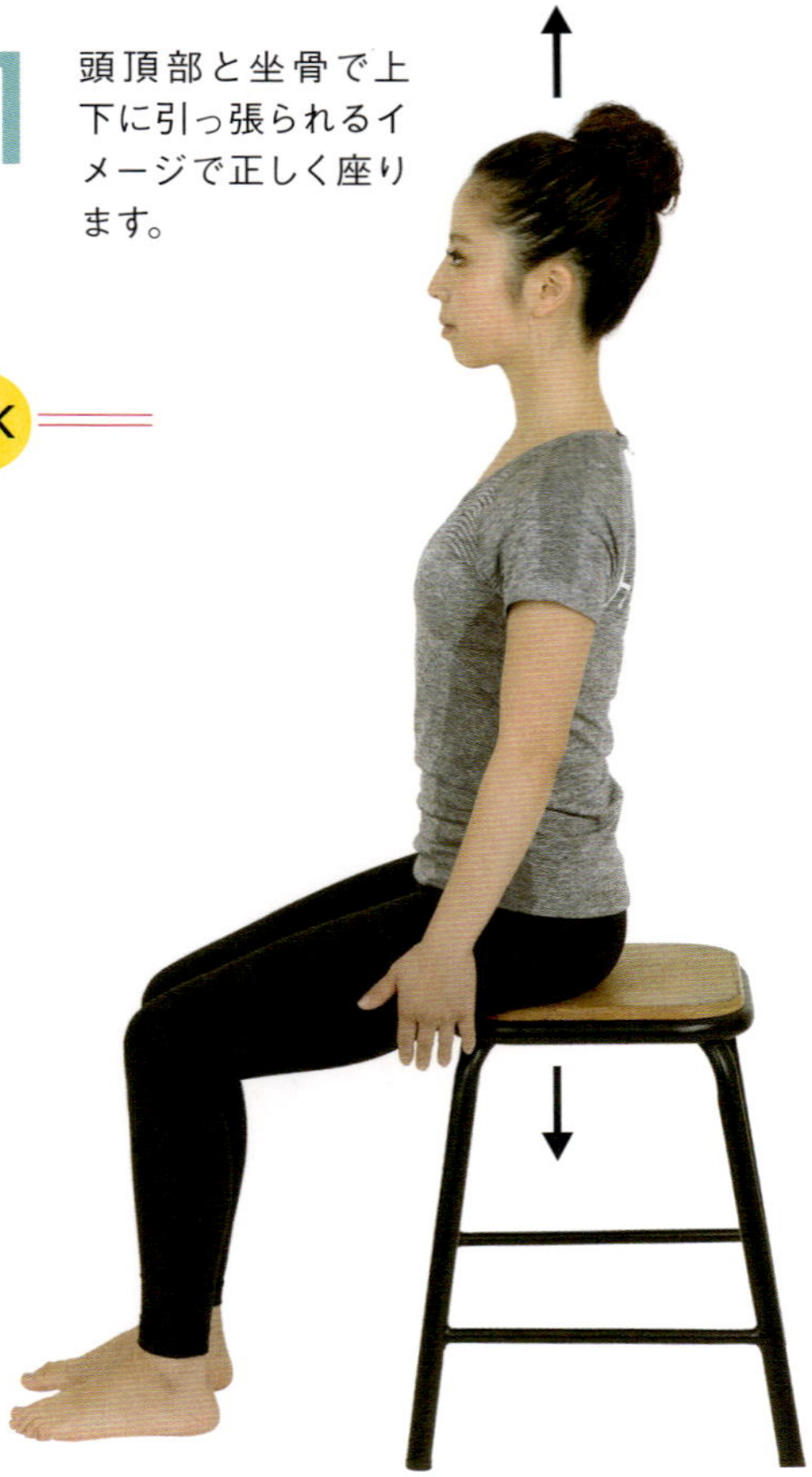

1 頭頂部と坐骨で上下に引っ張られるイメージで正しく座ります。

イスから立ち上がるときは、股関節をしっかり使うのがポイント。背骨と骨盤をまっすぐに立てたまま、股関節を動かして重心を前へ傾け、立ち上がっていきます。せっかく頭頂部と坐骨で上下に引っ張り合った正しい座り方を身につけたのですから、立ち上がるときも正しい体の使い方を覚えましょう。

OK 股関節を使って立つ

2 上体を股関節から前傾させると同時に、お尻をプリッとさせて立ち上がります。そのとき、背骨は斜め上に引っ張られるような姿勢で。

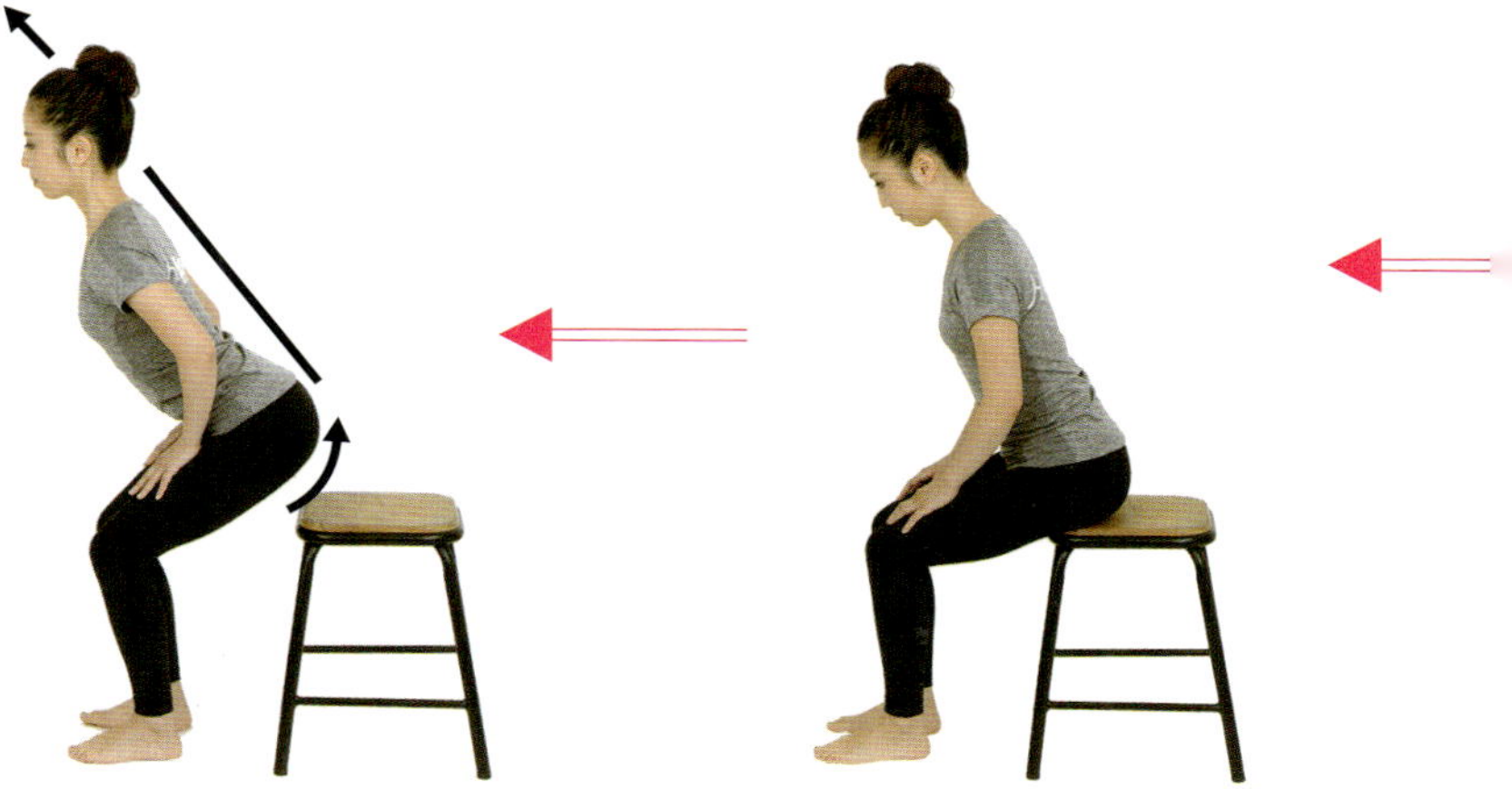

3 頭頂部と靴ひもの結び目で上下に引っ張られるイメージで立ちます。

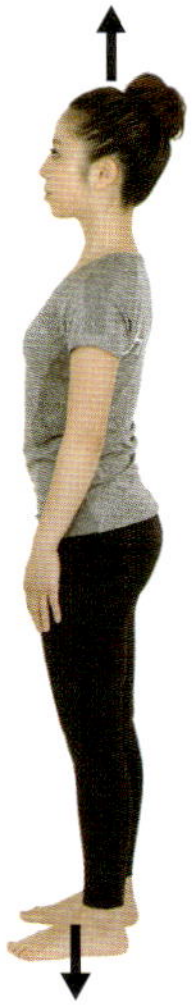

NG 猫背のまま立つ

猫背で背骨が曲がったまま立ち上がらないようにしましょう。背中が丸まりやすくなり、立ち上がったときの姿勢も悪くなります。

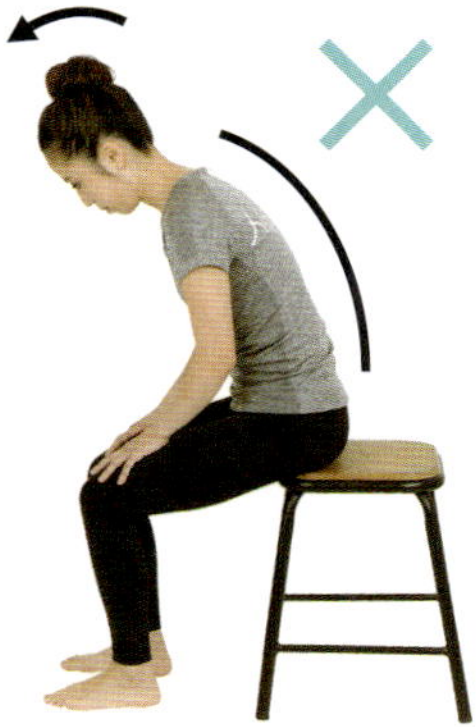

コツ5

振り向く

体はすべてつながっているので、連動させて動かすのが一番負担がかかりません。「ひざ下だけで歩く」「首だけで振り向く」など、一部しか使わずにいると、関節はどんどん固まってしまいます。

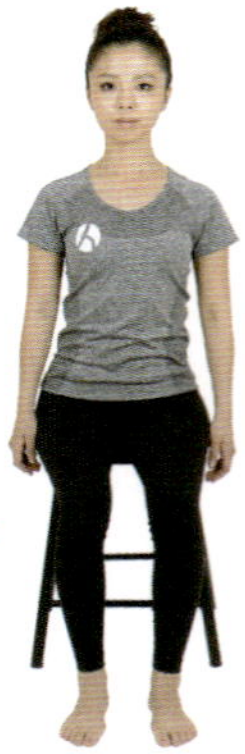

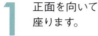

1 正面を向いて座ります。

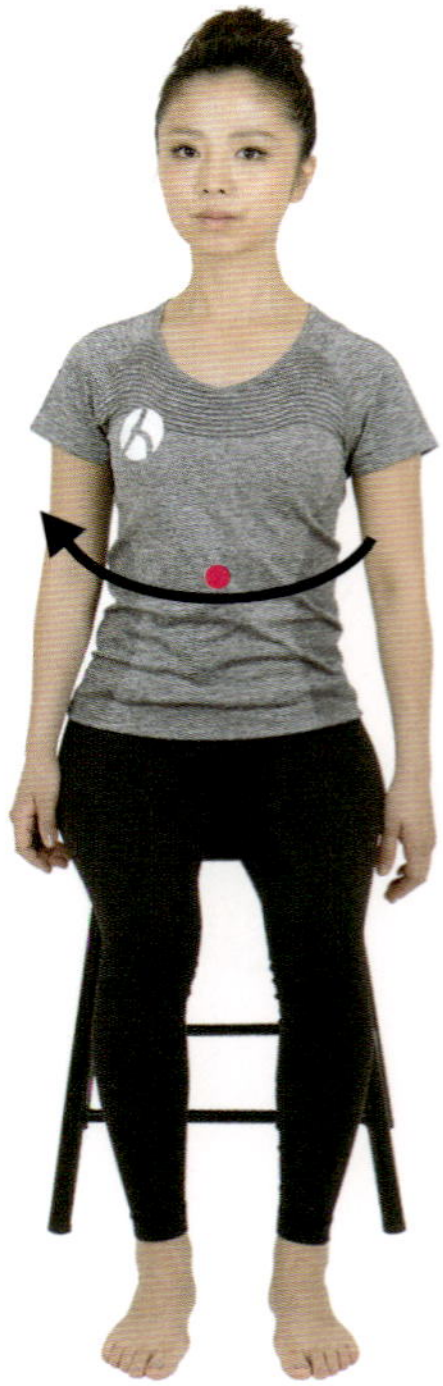

2 みぞおちを振り向く方向にひねります。

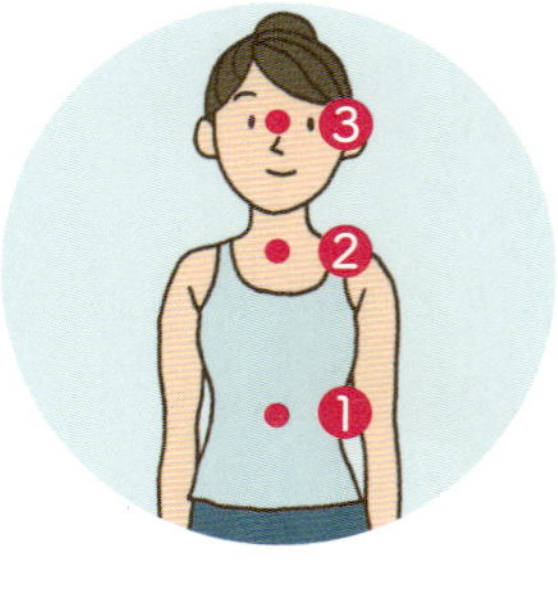

歩くという動作が背骨と股関節を使うように、振り向くという動作も「首を使って振り向く」のではなく、「背骨と胸郭を使って振り向く」のが正しい体の使い方。みぞおち→鎖骨→目線という順番で体を動かせるように、ゆっくり確認しながら振り向く練習をしましょう。

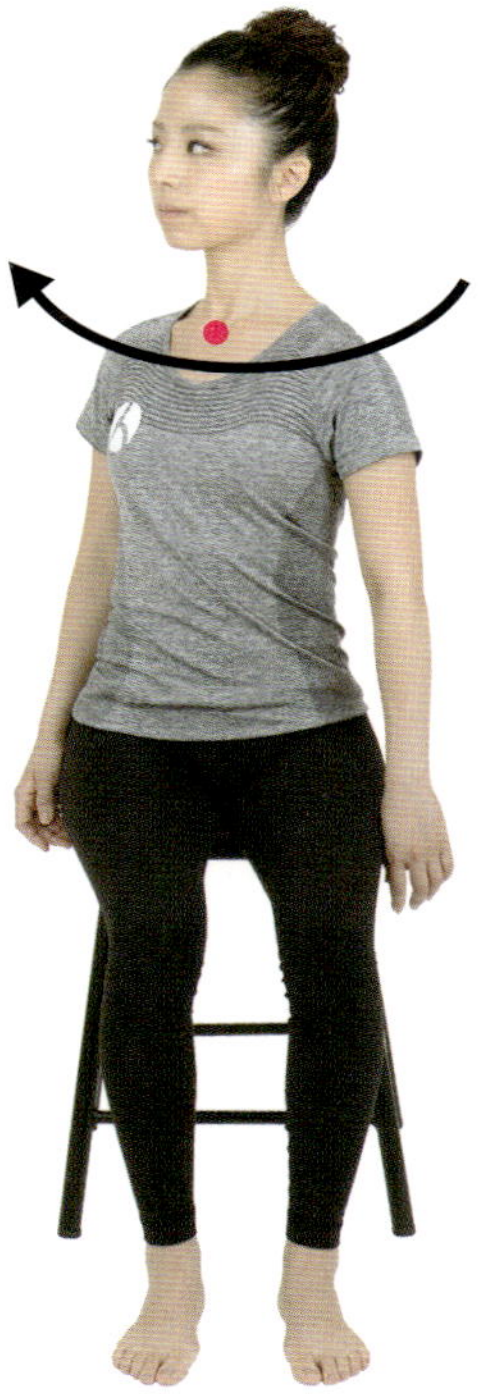

3 鎖骨を振り向く方向にひねります。

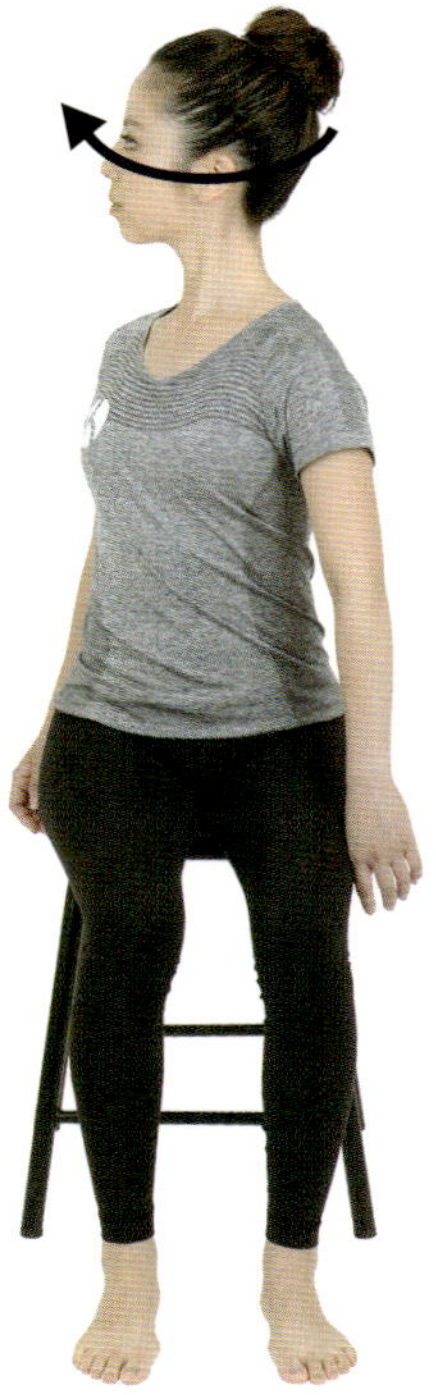

4 目線を振り向く方向に向けます。ここではじめて首をひねります。

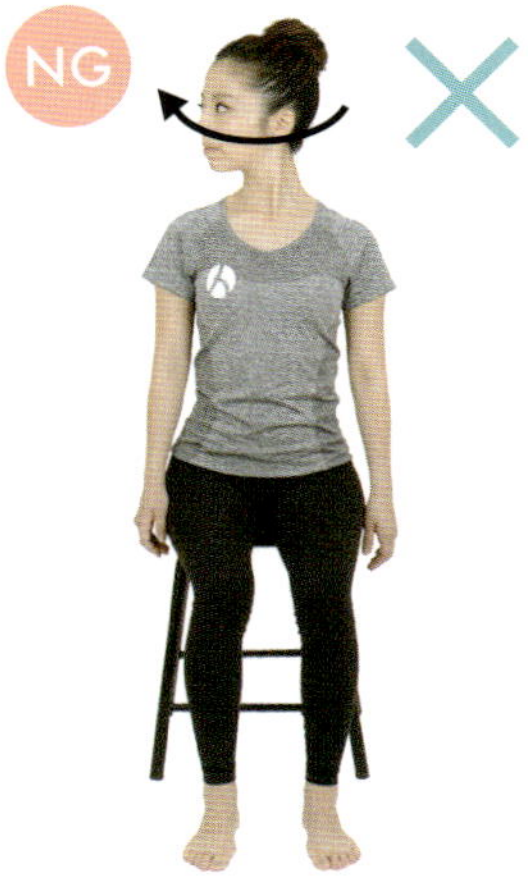

首だけ使って振り向く

振り向くときに首しか使っていない人は多いのではないでしょうか？　それでは首に負担がかかって首を痛める原因になります。振り向くときは背骨や胸郭から動かす。この体の使い方を身につけるだけで、首への負担は格段に小さくなります。

コツ6

上を向く

上を向くときも、背骨と胸郭から動かすこと。「ゆる関節ストレッチ」でゆるめた関節をしっかり使って、背骨と胸郭がガチガチに戻らないようにしましょう。

OK みぞおち→鎖骨→目線の順に

上を向くときの体の正しい使い方は、❶みぞおち→❷鎖骨→❸目線の順番で動かすこと。元の位置に戻るときも、❶❷❸の順番で行いましょう。

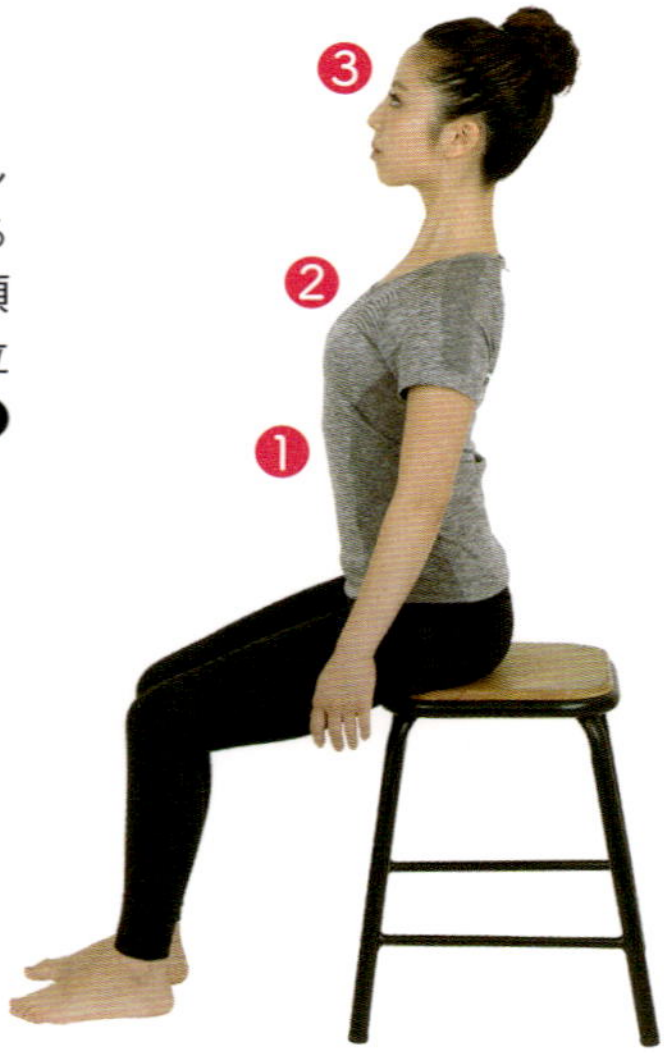

NG 首だけを使って上を向く

首だけで上を向くと、首に負担がかかって首を痛める原因になります。上を向くときも背骨や胸郭から動かす。このことを意識するだけで首への負担が軽減します。

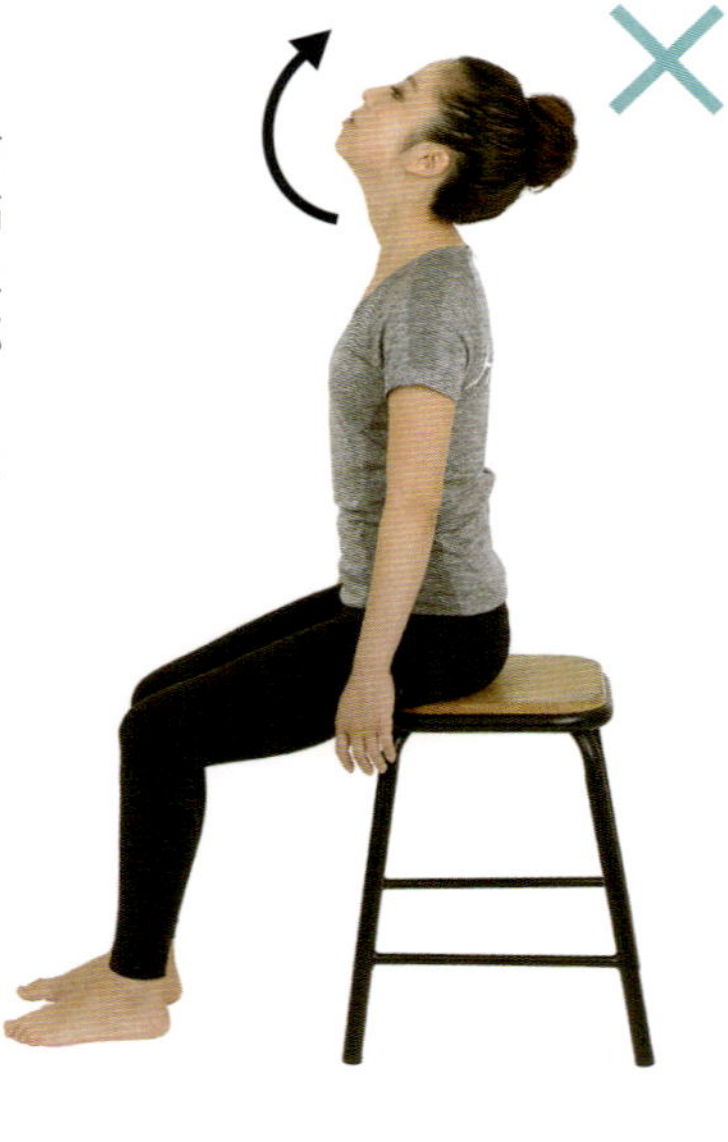

コツ7

下を向く

下を向くときも、動作は背骨と胸郭から。ゆるめた関節をしっかり使う習慣を身につけないと、背骨と胸郭がすぐにガチガチに戻ってしまいます。

OK みぞおち→鎖骨→目線の順に

下を向くときの体の正しい使い方は、❶みぞおち→❷鎖骨→❸目線の順番に動かすこと。元の位置に戻るときも、❶❷❸の順番で行いましょう。

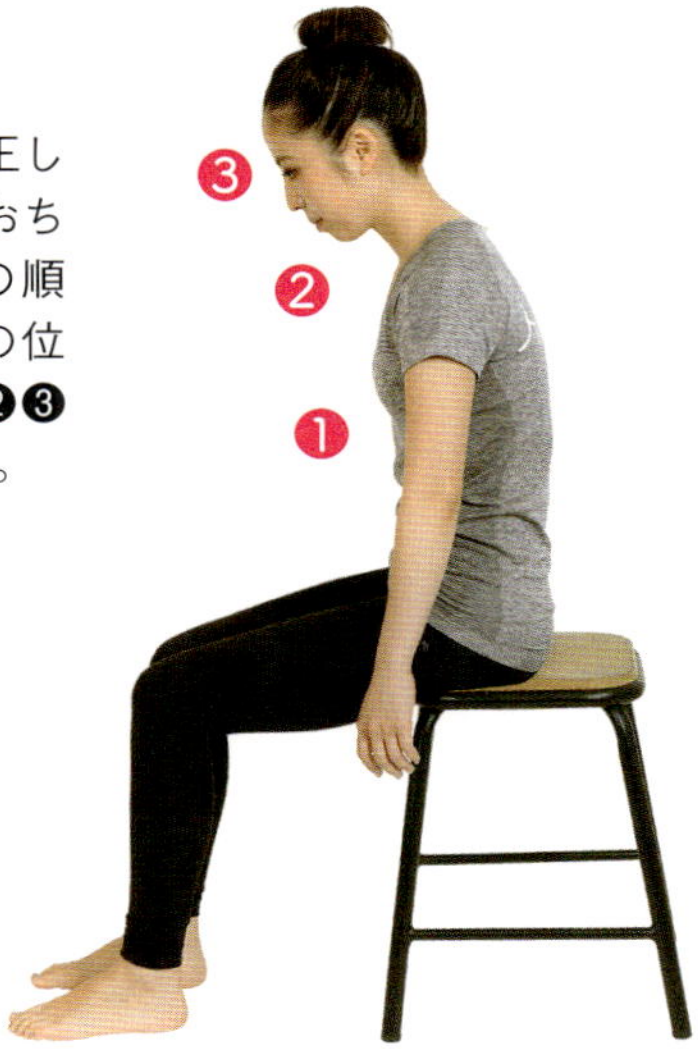

NG 首だけを使って下を向く

首だけで下を向くと、自然と歯を食いしばり、あごや首に負担がかかるので、痛める原因になります。下を向くときも背骨や胸郭から動かすこと意識して、首への負担を減らしましょう。

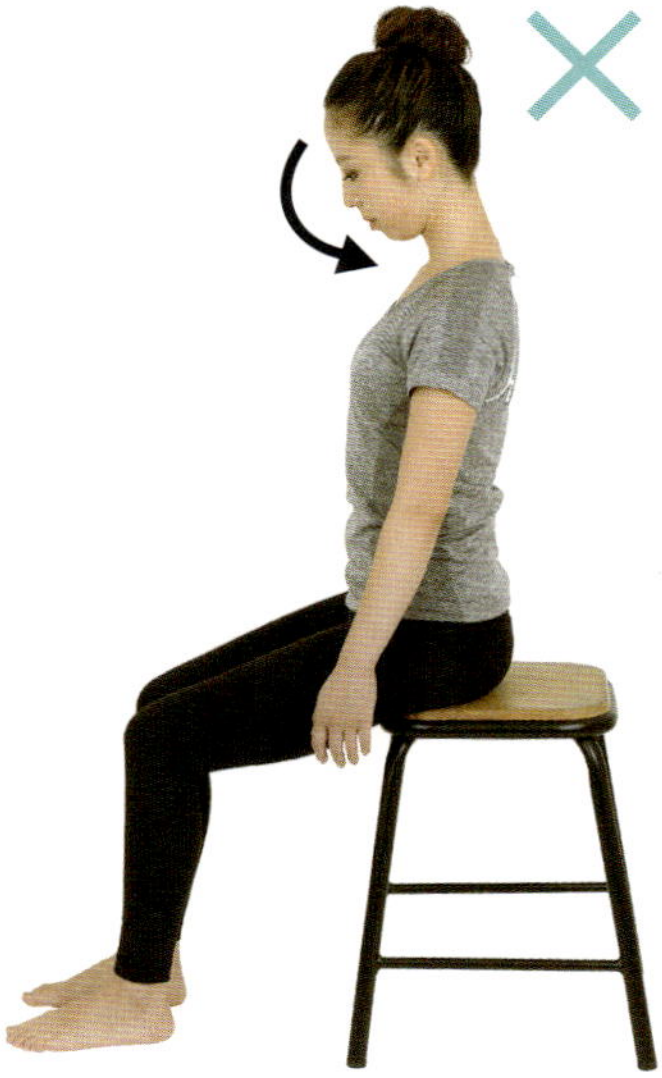

コツ8

物を拾う

どんな動きでも、一部だけを動かすのではなく、体の中心から動かす。これが、ガチガチ関節にならないポイントです。めんどうだからと横着な動き方をしていると、ガチガチ関節に逆戻りしてしまいます。

OK 体全体を使って拾う

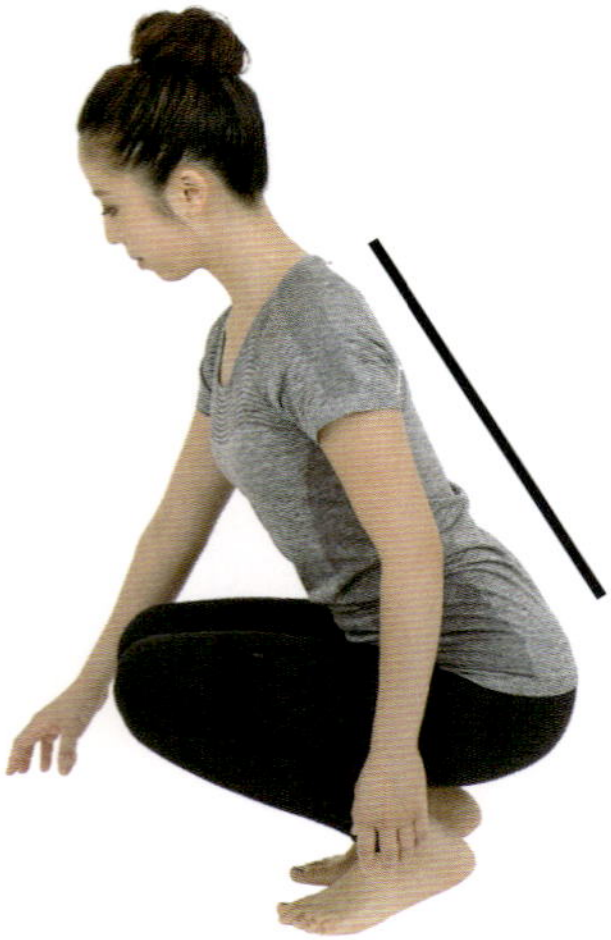

下にある物を拾うときは、しっかり腰を落としてから拾う。そうすると背骨と骨盤をまっすぐにしたまま拾うことができます。

NG 上半身だけで拾う

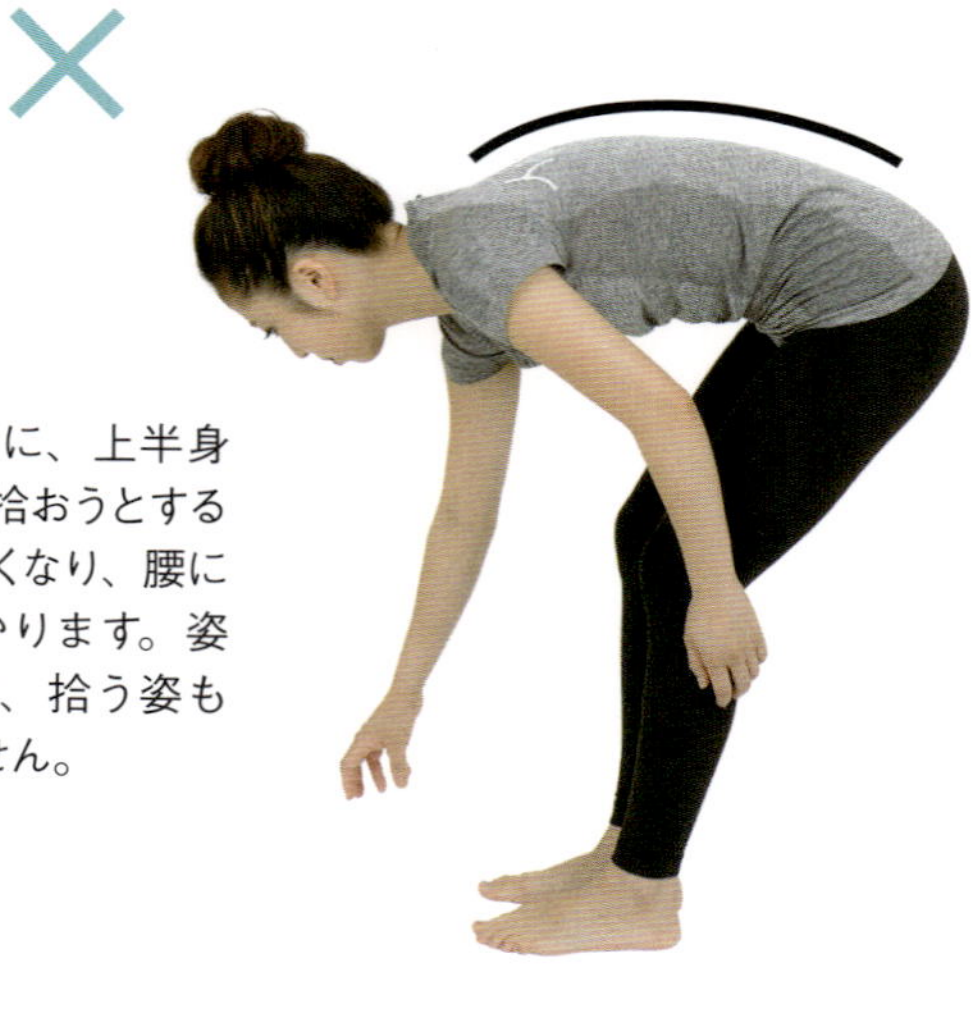

腰を落とさずに、上半身だけを曲げて拾おうとすると、背中が丸くなり、腰にも負担がかかります。姿勢が悪くなり、拾う姿も美しくありません。

コツ9

中腰になる

「ゆる関節ストレッチ」で関節がゆるくなると、いつでも正しい姿勢で過ごせるようになります。

正しい姿勢で生活することが、ガチガチ関節に戻らないポイントです。

OK 背骨と骨盤はまっすぐに

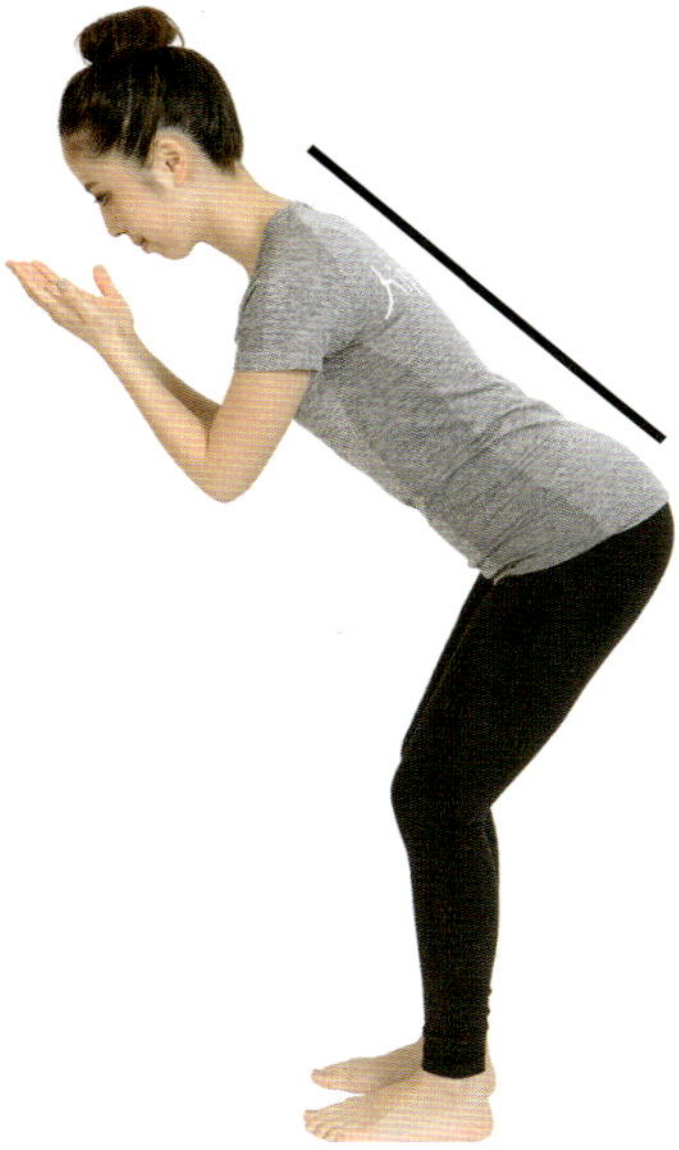

顔を洗うときなど、中腰姿勢をするときは背中が丸くなりがちです。中腰になるときは股関節から上体を倒して、背骨と骨盤がまっすぐな状態になるように気をつけましょう。

NG 背中を丸める

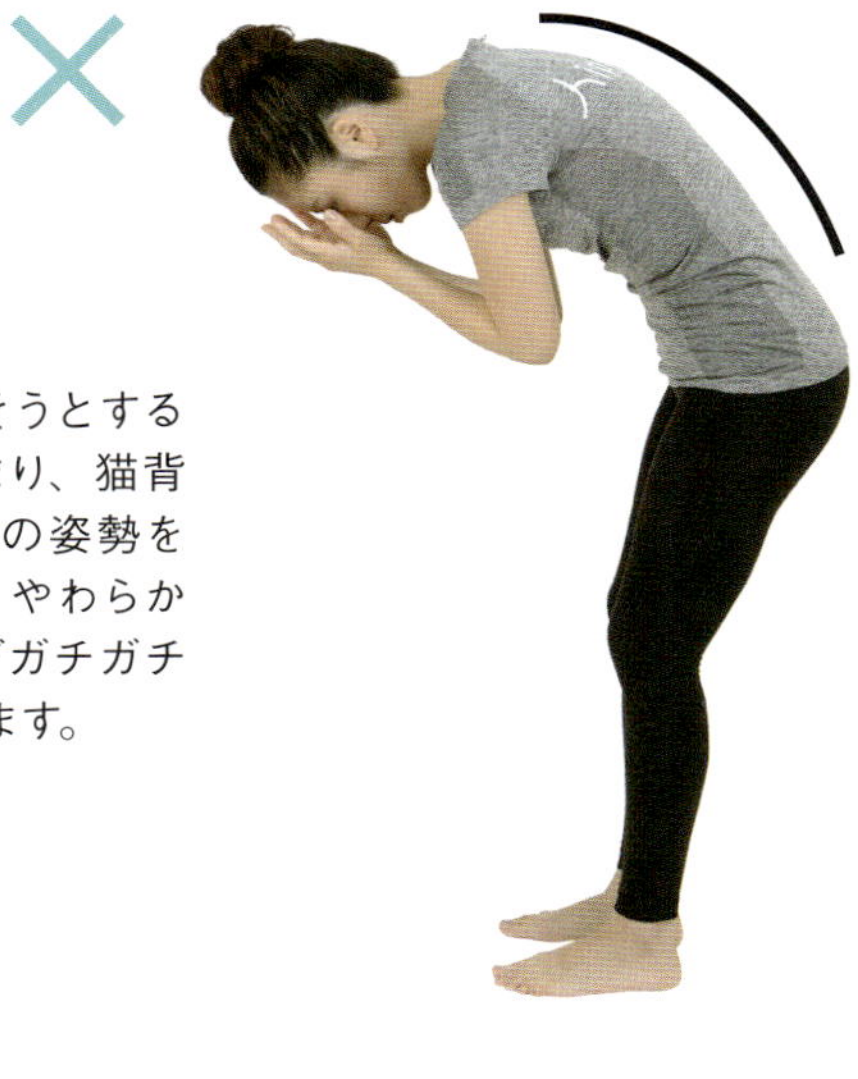

頭から体を倒そうとすると、背中が丸まり、猫背になります。その姿勢を毎日続けると、やわらかくなった関節がガチガチに戻ってしまいます。

コツ10

腕を上げる

腕を上げる動作も、背骨や胸郭から動かすのがポイント。体の中心から動かすことで可動域も広くなり、やわらかい関節を維持することにつながります。

OK 胸を引き上げて、腕を上げる

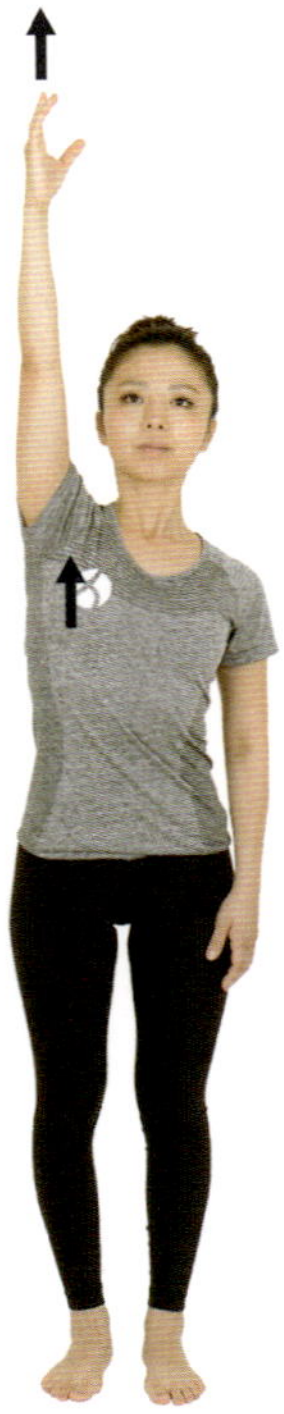

腕を上げるときは、「背骨や胸郭から動かす」。胸を上に引っ張り上げてから肩を動かして腕を上げるイメージです。肩への負担が格段に小さくなり、肩を痛めることが少なくなります。

NG 胸を動かさずに腕だけを上げる

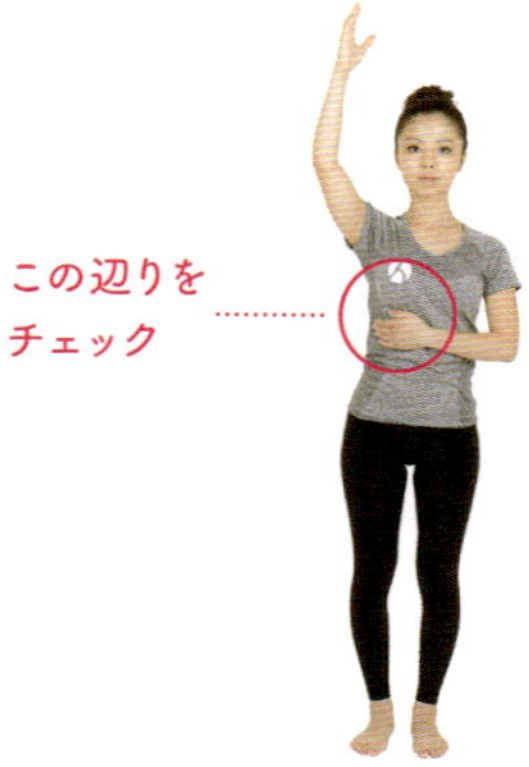

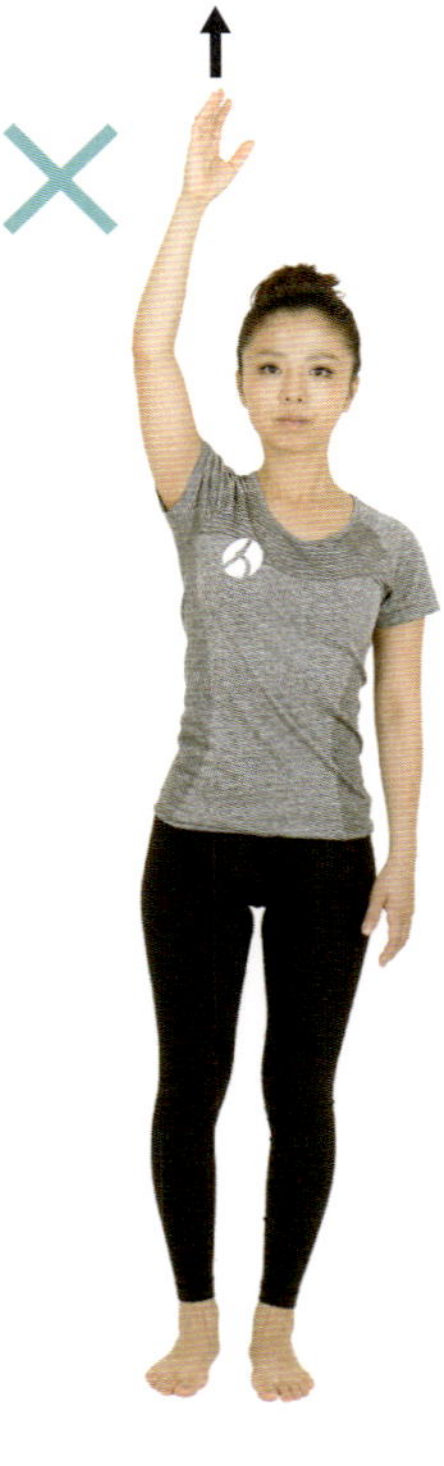

腕だけ使って上げると肩への負担が大きくなります。腕だけを動かすと体が伸びないので、手の届く高さも低くなります。試しに右胸が上がらないように左手で押さえて、右腕を上げてみると肩が重く感じるはずです。右胸を引き上げて行うと、腕が軽くなるのがわかると思います。

GATI GATI
YURU YURU

体を正しく使えるようになれば、いつまでも元気に動ける

私たちは、自分の姿勢の悪さや、体の使い方が間違っていることには、なかなか気づかないものです。何十年も、その姿勢、その使い方で生活をしてきているわけですし、とくに不都合も感じていないわけですから仕方がありません。その何十年もの積み重ねにより、関節が間違ったポジションで固定され、姿勢は歪《ゆが》んでいきます。

正しい立ち方、座り方を教えてもらう機会は、ほとんどないでしょう。

でも、大丈夫。**今、間違った体の使い方をしていたとしても、「ゆる関節ストレッチ」で関節をしっかりゆるめて正しい姿勢を意識するようにすれば、すぐに矯正できます。**

正しい姿勢で正しい体の使い方ができるようになると、見た目もシャンとして若々しくなるはずです。あなたも今日から、新しい自分を手に入れましょう。

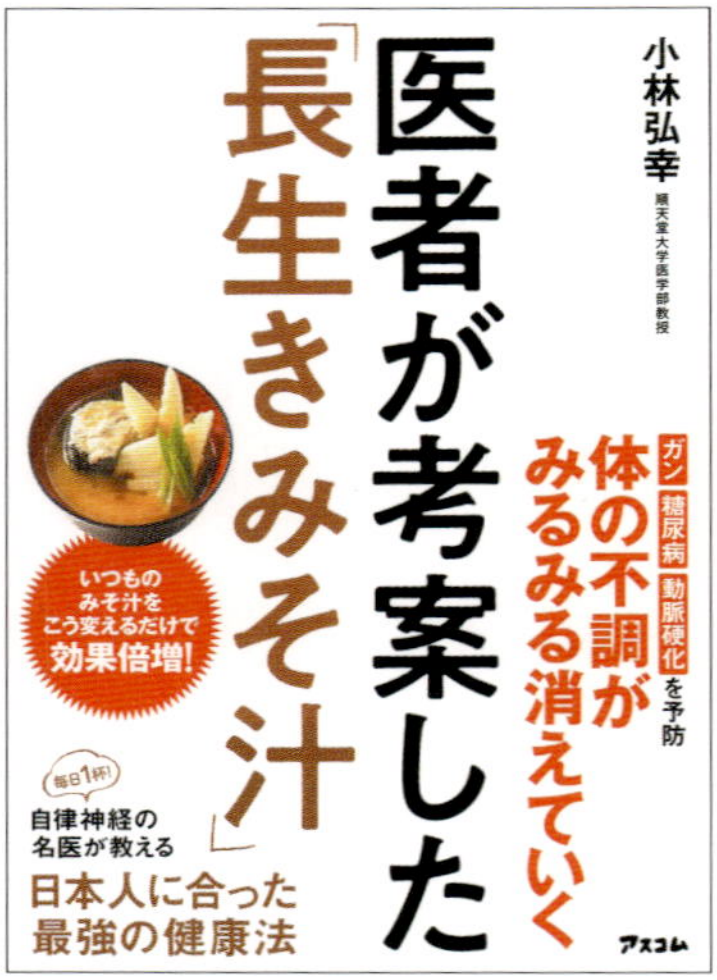

ベストセラー!
35万部突破!

医者が考案した「長生きみそ汁」

順天堂大学医学部教授
小林弘幸

A5判　定価：本体 1,300円＋税

ガン、糖尿病、動脈硬化を予防
日本人に合った最強の健康法!

◎豊富な乳酸菌が腸内環境を整える
◎血糖値の上昇を抑えるメラノイジンが豊富
◎自律神経のバランスが改善!
◎老化のスピードが抑えられる!

お求めは書店で。お近くにない場合は、ブックサービス ☎0120-29-9625までご注文ください。
アスコム公式サイト http://www.ascom-inc.jp/ からも、お求めになれます。

1日1分!
ゆる関節ストレッチ

発行日　2018年12月25日　第1刷

著者　渡部龍哉
監修　関 由佳

本書プロジェクトチーム
編集統括　柿内尚文
編集担当　小林英史、村上芳子
編集協力　洗川俊一
デザイン　鈴木大輔、江﨑輝海（ソウルデザイン）
イラスト　石玉サコ
撮影　森モーリー鷹博
モデル　田代琴恵（hip joint）
ヘアメイク　木村三喜
校正　東京出版サービスセンター
DTP　ユニオンワークス
営業統括　丸山敏生
営業担当　熊切絵理
営業　増尾友裕、池田孝一郎、石井耕平、戸田友里恵、大原桂子、矢部愛、綱脇愛、川西花苗、寺内未来子、櫻井恵子、吉村寿美子、矢橋寛子、大村かおり、高垣真美、高垣知子、柏原由美、菊山清佳
プロモーション　山田美恵、浦野稚加、林屋成一郎

編集　舘瑞恵、栗田亘、堀田孝之、大住兼正、菊地貴広、千田真由、生越こずえ
講演・マネジメント事業　斎藤和佳、高間裕子、志水公美
メディア開発　池田剛、中山景、中村悟志、小野結理
マネジメント　坂下毅
発行人　高橋克佳

発行所　株式会社アスコム

〒105-0003
東京都港区西新橋2-23-1　3東洋海事ビル
編集部　TEL：03-5425-6627
営業部　TEL：03-5425-6626　FAX：03-5425-6770

印刷・製本　株式会社廣済堂

Printed in Japan ISBN 978-4-7762-1024-5

登録するだけ!

購入者全員にプレゼント!

「ゆる関節ストレッチ」の動画がスマホ、タブレットなどで観られます!

本書をご購入いただいた方は、もれなく
「ゆる関節ストレッチ」の動画がスマホ、タブレット、パソコンで観られます。

アクセス方法はこちら!

下記のQRコード、もしくは下記のアドレスからアクセスし、会員登録の上、案内されたパスワードを所定の欄に入力してください。
アクセスしたサイトでパスワードが認証されますと、動画を観ることができます。

https://ascom-inc.com/b/10245

※通信環境や機種によってアクセスに時間がかかる、もしくはアクセスできない場合がございます。
※接続の際の通信費はお客様のご負担となります。